Libro de cocina vegano para principiantes

Recetas infalibles y saludables basadas en plantas para limpiar y energizar su cuerpo mientras pierde peso

Escrito por

JANE BRACE

contenida en este documento, incluyendo, pero no limitado a, — errores, omisiones o inexactitudes.

Tabla de contenidos

Albóndigas rellenas de queso89 7889

Patatas dos veces horneadas92 definitivas 8092

Hamburguesas con doble doble queso94 8294

Tacos Portobello marinados con aguacate-maíz96 Salsa 8496

Cazuela Lazy Vegan Chile Relleno98 8698

Jackfruit Carnitas Burrito Bowl100 88100

VEGANO EQUILIBRADO103 91103

Ensalada china de garbanzos104 92104

Calabaza de espagueti pesto de pacana con guisantes & Kale106 94106

Copas de Lechuga tofu asada por Chile108 96108

Buda Bowl110 98110

Beet Hummus Collard Envuelve112 100112

Ensalada de Quinua Verde114 102114

Sin hornear Calabacín Manicotti116 104116

HOMESTYLE VEGAN119 107119

Sopa de garbanzos y albóndigas120 108120

Shiitake Stroganoff122 110122

Rollos de repollo sin esposa124 112124

Cazuela no atún126 114126

Tempeh128 116128 acristalado con barbacoa

Salchicha shroom humeante & Goulash de patata roja129 117129

CONVERSIONES MÉTRICAS 119

GRAPAS VEGANAS

ALIMENTOS BÁSICOS DE DESPENSA VEGANA QUE SU FAMILIA ESTARÁ DISPUESTA A USAR

EN ESTE CAPÍTULO

Tocino rápido se desmorona

Salsa básica de queso de anacardo

Pepita Parmesan

Repollo rojo encurtido & Sabor a cebolla

Crema de sopa de champiñones

Aderezo ranchero de aguacate

Salsa Tahini de Limón

Tocino rápido se desmorona

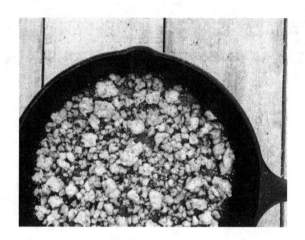

HACE 2 TAZAS

TIEMPO DE PREPARACIÓN: 5 minutos TIEMPO ACTIVO: 30 minutos

Un 8 onzas. Paquete tempeh (sin soja si es necesario)

1/4 de taza de aminoácidos líquidos (o tamari sin gluten; use aminoácidos de coco para estar sin soja)

1/4 de taza de caldo vegetal bajo en sodio

2 cucharadas de aceite de oliva

1 cucharada de humo líquido

1 cucharada de sirope de arce

1/2 cucharadita de comino molido

1/2 cucharadita de ajo en polvo

Pimienta negra al gusto

1. Forre un plato con toallas de papel. Desmenuza la tempeh en trozos pequeños y reserva.

2. Combine los aminoácidos líquidos, caldo, 1 cucharada de aceite de oliva, el humo líquido, jarabe de arce, comino y ajo en polvo en una taza. Revuelva hasta que se combinen.

3. Caliente el aceite de oliva restante en una sartén grande, preferiblemente de hierro fundido, a fuego medio. Agregue los desmoronamientos tempeh y el desenlace para recubrir en aceite. Cocine durante aproximadamente 1 minuto y luego agregue la salsa. Cocine, revolviendo cada pocos minutos, hasta que el líquido haya sido absorbido y la tempeh esté tierna con un exterior crujiente.

4. Transfiera la tempeh a la placa preparada para absorber cualquier exceso de aceite. Espolvorea con pimienta negra. Sirva inmediatamente. Las sobras se mantendrán en un recipiente hermético en la nevera durante 4 a 5 días.

Salsa básica de queso de anacardo

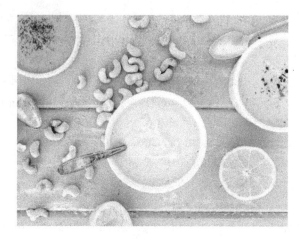

HACE 3/4 CUP

TIEMPO DE PREPARACIÓN: 5 minutos TIEMPO ACTIVO: 10 minutos TIEMPO INACTIVO: 60 minutos

1/2 taza de anacardos crudos, empapados en agua tibia durante al menos 1 hora y escurridos, agua reservada

5 a 6 cucharadas reservadas de agua de remojo

2 cucharadas de jugo de limón

2 cucharadas de levadura nutricional

1/2 cucharadita de miso de soja blanca (o miso de garbanzo)

Combine los anacardos, 1/4 de taza de agua de remojo reservada, el jugo de limón, la levadura nutricional y el miso en un procesador de alimentos o licuadora y procese hasta que quede suave. Agregue hasta 2 cucharadas más de agua para una salsa más delgada. Conservar en un recipiente hermético en el refrigerador durante un tiempo de hasta 7 días. El queso se espesará

14

cuando se enfríe, por lo que es posible que deba agregar más agua para adelgazarlo de nuevo (a menos que desee una propagación del queso, como se describe en las Variaciones).

Variaciones

▶ Salsa de queso Gouda ahumado: Agregue 1 cucharadita de pimentón ahumado, 1/2 cucharadita de ajo en polvo y 1/2 cucharadita de eneldo seco.

▶ Salsa de queso Pepperjack: Agregue 1/2 cucharadita de cebolla en polvo, 1/2 cucharadita de ajo en polvo y 1 cucharadita de hojuelas de pimiento rojo.

▶ Salsa de queso de hierbas mixtas: Agregue 2 cucharaditas de hierbas mixtas secas de su elección. Prefiero 1/2 cucharadita de tomillo seco, 1/2 cucharadita de perejil seco, 1/2 cucharadita de orégano seco y 1/2 cucharadita de albahaca seca, pero cualquier mezcla servirá.

▶ Queso derretido: Para el queso que parece derretido y se dore cuando se hornea , para la receta principal o cualquiera de las variaciones , aumentar el agua a 2/3 taza y añadir 1 cucharada de polvo de raíz de flecha o maicena. Transfiera el queso a una olla pequeña y caliente a fuego medio, revolviendo constantemente, de 3 a 4 minutos, hasta que estéespesado pero gotee lentamente de una cuchara. Vierte encima de lo que estés horneando y continúa con las instrucciones de esa receta.

▶ Excción de queso: Use solo 3 cucharadas de agua, o use la cantidad regular y enfríe la salsa de queso durante al menos 24 horas. La salsa espesará en un spread.

Pepita Parmesan

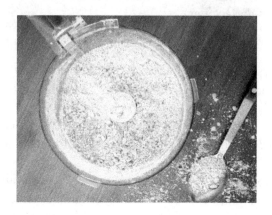

HACE 3 TAZAS

TIEMPO DE PREPARACIÓN: 5 minutos TIEMPO ACTIVO: 2 minutos

21/2 tazas de pepitas (semillas de calabaza)

1/2 taza de levadura nutricional

11/2 cucharaditas de jugo de limón

Combine todos los ingredientes en un procesador de alimentos y pulse hasta que se descomponan en un polvo grueso. Transfiéralo a un recipiente hermético. Las sobras se mantendrán en la nevera hasta 2 semanas.

Repollo rojo encurtido & Sabor a

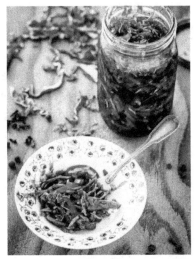

cebolla

HACE 5 TAZAS

TIEMPO DE PREPARACIÓN: 10 minutos **TIEMPO ACTIVO:** 10 minutos
TIEMPO INACTIVO: 3 a 4 horas

2 tazas de vinagre de sidra de manzana, más si es necesario

2/3 taza de azúcar morena (o azúcar de coco)

1 cucharadita de sal

3 bayas de pimienta

3 clavos de olor

1 cebolla roja mediana, cortada a la mitad y en rodajas muy finas

3 tazas de repollo rojo rallado o en rodajas muy finas

1. Combine el vinagre, el azúcar, la sal, la pimienta y los clavos de olor en una olla pequeña y lleve a ebullición. Una vez que el azúcar se haya disuelto por completo, después de aproximadamente 1 minuto, retirar del fuego y dejar a un lado.

2. Empaque la cebolla y el repollo en un frasco grande de encurtido o en un recipiente hermético. Vierta la mezcla de vinagre sobre las verduras. Si las verduras no están completamente sumergidas, agregue más vinagre hasta que estén. Selle el recipiente y agite para combinar completamente. Refrigere durante 3 a 4 horas antes de usarlo. Las sobras se mantendrán en la nevera durante 7 a 10 días.

Crema de sopa de champiñones

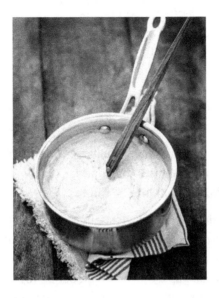

HACE 31/2 TAZAS

**TIEMPO DE PREPARACIÓN: 8 minutos TIEMPO ACTIVO: 20 minutos
TIEMPO INACTIVO: 30 minutos**

1/2 coliflor grande (11/2- a 2 lb), rota en floretes

2 cucharaditas de mantequilla vegana (sin soja si es necesario)

8 onzas de setas cremini (o champiñones de botón), en rodajas

2 cucharaditas de aminoácidos líquidos (o tamari sin gluten; use
aminoácidos de coco para estar sin soja)

1/2 taza de anacardos crudos (si no tienes una licuadora de alta velocidad,
remoja agua tibia durante al menos 30 minutos y escurra; deseche el agua)

1 taza de leche nondairy sin endulzar (sin soja si es necesario)

2 cucharadas de levadura nutricional

1 cucharada de polvo de raíz de flecha (o maicena)

1 cucharadita de tomillo seco

1/2 cucharadita de ajo en polvo

1/2 cucharadita de sal

1. Coloque la coliflor en una cesta de vapor sobre una olla de agua hirviendo y cubra. Vaporiza la coliflor hasta que esté tierna, de 7 a 10 minutos.

2. Mientras tanto, derretir la mantequilla en una sartén grande a fuego medio. Agregue los champiñones y los aminoácidos líquidos y cocine hasta que estén tiernos, aproximadamente 8 minutos. Retirar del fuego.

3. Combine la coliflor al vapor, los anacardos, la leche, la levadura nutricional, el polvo de raíz de flecha, el tomillo, el ajo en polvo y la sal en una licuadora y mezcle hasta que quede suave. Añade las setas (y si se desea, su líquido de cocción) y pulsa hasta que estén en pequeños trozos incorporados en todas partes. Puedes usar la sopa de inmediato en una receta.

4. Si no lo está utilizando de inmediato, deje que se enfríe por completo antes de transferirlo a un recipiente hermético. La sopa se mantendrá durante 5 a 7 días en la nevera o 2 meses en el congelador. Si lo congelas, deja que se descongele por completo antes de usarlo.

variación
▶ Convierte esto en el tipo de sopa que comes en un tazón (idea novedosa, lo sé, pero tranquilízate, amante de la cazuela): Combina la sopa con 2 tazas de agua o caldo vegetal bajo en sodio en una olla y calienta a fuego medio, revolviendo ocasionalmente, hasta que se caliente.

Aderezo ranchero de aguacate

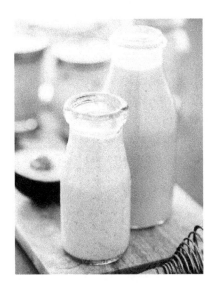

HACE 13/4 TAZAS

TIEMPO DE PREPARACIÓN: 5 minutos TIEMPO ACTIVO: 5 minutos

1 aguacate, deshuesado y pelado

1 taza de leche nondairy sin endulzar (sin nueces y/o sin soja si es necesario)

2 cucharadas de jugo de limón

1 cucharada de vinagre de manzana

1 cucharadita de jarabe de agave

1/2 cucharadita de ajo en polvo

1/2 cucharadita de cebolla en polvo

1/2 cucharadita de orégano seco

1/2 cucharadita de sal

1/4 cucharadita de semilla de apio

1/4 cucharadita de eneldo seco

En un procesador de alimentos o licuadora, combine todos los ingredientes. Procese hasta que quede suave. Para un aderezo más delgado, puede agregar más leche nondairy hasta que alcance la consistencia deseada. Refrigere el apósito hasta que esté listo para usar. Las sobras se mantendrán en un recipiente hermético en la nevera durante 1 a 2 días.

Salsa Tahini de Limón

TIEMPO DE PREPARACIÓN: 5 minutos TIEMPO ACTIVO: 5 minutos

1/2 taza de tahini (sin gluten si es necesario)

1/4 de taza de leche nondairy sin endulzar (sin nueces y/o sin soja si es necesario)

3 cucharadas de jugo de limón

2 cucharadas de jarabe de arce

1 cucharada de aminoácidos líquidos (o tamari sin gluten; use aminoácidos de coco para estar sin soja)

1/2 cucharadita de jengibre molido

1/4 cucharadita de ajo en polvo

Combine todos los ingredientes en una taza o tazón pequeño y revuelva con un tenedor hasta que estén combinados y suaves. Enfríe hasta que esté listo para usar. La salsa espesará cuanto más tiempo se enfríe, por lo que es posible que deba agregar agua para adelgazarla antes de usarla. Refrigere en un recipiente hermético durante un tiempo de hasta 7 días.

DESAYUNO VEGANO

PLATOS VEGANOS PARA LLEVAR EL DÍA LIBRE DE TODOS A UN BUEN COMIENZO

EN ESTE CAPÍTULO

Tofu Rancheros

SIRVE 4 O 5

TIEMPO DE PREPARACIÓN: 10 minutos (sin incluir el tiempo para hacer frijoles refritos de 15 minutos)
TIEMPO ACTIVO: 20 minutos

tofu revuelto

1 cucharadita de aceite de oliva

1/2 cebolla amarilla mediana cortada en cubos

Un tofu extra firme de bloque de 14 onzas

2 cucharadas de caldo de verduras, más si es necesario

1 cucharadita de sal negra (kala namak; o sal regular)

1 cucharadita de comino molido

1/2 cucharadita de pimentón

1/4 cucharadita de cúrcuma molida

3 cucharadas de levadura nutricional, opcional

1 cucharada de jugo de limón

Pimienta negra al gusto

rancheros

8 a 10 tortillas de maíz (2 por persona)

1/2 lote de frijoles refritos de 15 minutos

Salsa

Cilantro fresco picado

Aguacate en rodajas, opcional

Repollo rallado o lechuga, opcional

Rábanos en rodajas, opcionales

Cebollas verdes picadas, opcionales

Cuñas de lima

1. Para hacer el tofu revuelto: Caliente el aceite de oliva en una sartén grande a fuego medio. Agregue la cebolla y saltee durante 3-4 minutos. Desmenuza el tofu en la sartén. Cocine, revolviendo suavemente, hasta que el tofu ya no libere agua y esté empezando a dorar en los bordes, aproximadamente 10 minutos. Mientras tanto, combine caldo, sal negra, comino, pimentón y cúrcuma en una taza pequeña.

2. Una vez que el tofu haya dejado de liberar agua, agregue la mezcla de caldo. Cocine durante unos 5 minutos más, hasta que el líquido sea absorbido. Si empieza a pegarse, añade otra cucharada de caldo para desglasar la sartén y reducir el calor. Agregue la levadura nutricional (si se usa) y el jugo de limón y cocine durante aproximadamente 1 minuto más. Retire del fuego y cubra la sartén para mantener caliente.

3. Para hacer los rancheros: Caliente una sartén pequeña a fuego medio. Coloca una tortilla en la sartén y cocina durante aproximadamente 1 minuto, voltea y cocina durante unos 30 segundos más. Pasar a una placa y cubrir con papel de aluminio. Repita con las tortillas restantes.

4. Esparce algunos frijoles refritos sobre cada tortilla. Cubra con revuelto de tofu, un poco de salsa y cilantro. Si lo desea, también puede remacar con rodajas de aguacate, repollo rallado, rodajas de rábano y/o cebollas verdes. Sirva inmediatamente con una cuña de lima. Cualquier revuelto sobrante se puede mantener en un recipiente hermético en la nevera durante 3 a 4 días.

Panqueques de mantequilla de arce y maní

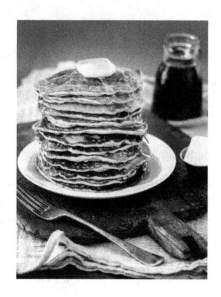

HACE 8 PANQUEQUES

TIEMPO DE PREPARACIÓN: 10 minutos TIEMPO ACTIVO: 25 minutos

3/4 de taza de harina de avena (certificado sin gluten)

3/4 de taza de mezcla de harina sin gluten (sin soja si es necesario)

1 cucharada de maicena

1 cucharada de polvo de hornear

1/2 cucharadita de sal

11/4 tazas de leche nondairy (sin nueces y/o sin soja si es necesario)

11/3 taza de jarabe de arce, más para servir

1/4 de taza de mantequilla de maní sin sal y sin endulzar (o mantequilla de nuez o semillas de su elección)

1 cucharada de vinagre de manzana

1 cucharadita de extracto de vainilla

Spray de cocina vegano (sin soja si es necesario)

Mantequilla vegana (sin soja si es necesario), opcional

1. Si no está sirviendo los panqueques inmediatamente, consulte La punta a continuación. En un tazón grande, mezcle la harina de avena, la harina sin gluten, la maicena, el polvo de hornear y la sal. En un tazón mediano, mezcle la leche, el jarabe de arce, la mantequilla de maní, el vinagre y la vainilla. Agregue los ingredientes húmedos al seco y revuelva hasta que se combinen.

2. Caliente una sartén grande o plancha a fuego medio durante un par de minutos. Rocíe ligeramente con spray de cocción. Usando una taza de medición de 1/3taza, coloca la masa en la sartén y cocina hasta que la parte superior comience a burbujear y los bordes comiencen a levantarse. Usa una espátula para voltear el panqueque. Cocine por uno o dos minutos más. Levante suavemente el borde del panqueque para asegurarse de que es marrón dorado, luego transfiera el panqueque a un plato (o al horno, como en la punta de abajo). Repita con la masa restante, teniendo cuidado de regrease la sartén entre panqueques.

3. Sirva los panqueques cubiertos con un poco de mantequilla (si lo desea) y una llovizna de jarabe de arce. Mantenga las sobras en un recipiente hermético en la nevera durante 1 a 2 días.

Variaciones

▷ Estos también se pueden hacer mediante la sustitución de la harina de avena, harina sin gluten, y maicena con 11/2 tazas de harina multiusos sin blanquear. Si la masa es demasiado gruesa, es posible que deba agregar unas cucharadas de leche nondairy para adelgazarla.

▷ También puede utilizar esta masa para hacer gofres cocinándolo en un fabricante de gofres de acuerdo con las instrucciones de la máquina.

Propina

▶ Si no estás planeando servir los panqueques de inmediato, precalienta el horno a su ajuste más bajo antes de empezar a preparar tu masa. Coloque un estante de refrigeración en una bandeja para hornear. Una vez hecho un panqueque, transfiéralo al estante de refrigeración y coloca la hoja en el horno. Continúe transfiriendo todos los panqueques al bastidor (evitando solapamientos si es posible) y manténgalos allí hasta 20 minutos.

Cazuela de desayuno salado

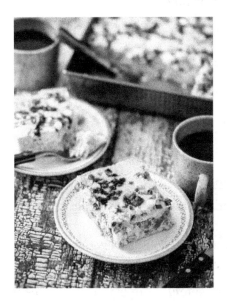

SIRVE DE 10 A 12

TIEMPO DE PREPARACIÓN: 10 minutos (sin incluir el tiempo para hacer crumbles de tocino rápido)
  TIEMPO ACTIVO: 20 minutos TIEMPO INACTIVO: 40 a 45 minutos

Spray de aceite de oliva

Un tofu extra firme de bloque de 14 onzas

3 tazas de leche nondairy sin endulzar (sin nueces si es necesario)

21/2 tazas de harina de garbanzos

2 cucharadas de jugo de limón

2 cucharadas de levadura nutricional

11/2 cucharaditas de sal negra (kala namak; o sal regular)

11/2 cucharaditas de ajo en polvo

1 cucharadita de mostaza en polvo

3/4 cucharadita de cúrcuma molida

Pimienta negra al gusto

1 cucharadita de aceite de oliva

1/2 cebolla amarilla mediana cortada en cubos

1 pimiento rojo cortado en cubos

Una bolsa de 16 onzas de browns de hachís congelados

<u>Tocino rápido se desmorona</u>

4 cebollas verdes picadas (partes verdes y blancas)

1. Precaliente el horno a 400°F . Rocíe ligeramente un molde para hornear de 9 × de 13 pulgadas con aceite de oliva.

2. Apriete suavemente el tofu sobre el fregadero, liberando cualquier agua extra. Agregue el tofu, la leche, la harina de garbanzos, el jugo de limón, la levadura nutricional, la sal, el ajo en polvo, la mostaza en polvo, la cúrcuma y la pimienta a una licuadora y mezcle hasta que quede suave. Vierte en tu tazón más grande.

3. Caliente el aceite de oliva en una sartén grande a fuego medio. Agregue la cebolla y el pimiento y saltee hasta que esté apenas tierno. Vierte en el tazón y devuelve la sartén a la estufa. Agregue los marrones de hachís a la sartén y cocine durante unos 5 minutos, revolviendo ocasionalmente, hasta que se descongelen y se doren de color dorado. Retire del fuego y vierta en el recipiente.

4. Agregue los desmoronamientos de tocino al tazón y revuelva hasta que se combinen. Vierta en el molde para hornear preparado y espolvoree las cebollas verdes sobre la parte superior. Hornee durante 35 minutos, o hasta que esté firme y un palillo de dientes insertado en el centro salga limpio. Retirar del horno y dejar reposar durante 5 a 10 minutos antes de servir. Las sobras se mantendrán en un recipiente hermético en la nevera durante 4 a 5 días.

Avena favorita de todos

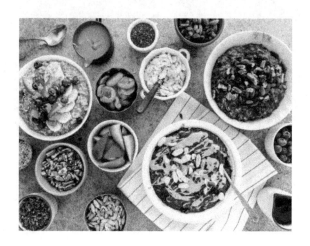

TIEMPO DE PREPARACIÓN: 2 minutos TIEMPO ACTIVO: 8 minutos

11/2 tazas de agua

1 taza de avena enrollada (certificado sin gluten si es necesario; ver Consejo)

1/4 de taza de leche nondairy (sin nueces y/o sin soja si es necesario)

1 a 2 cucharadas de jarabe de arce

1 cucharadita de canela molida

Sal al gusto

1. Combine el agua y la avena en una cacerola o olla pequeña y lleve a ebullición. Reducir a fuego lento y cocinar, intacto, durante 3 a 4 minutos, hasta que estén ligeramente gruesos y pegajosos.

2. Agregue la leche, el jarabe de arce, la canela y la sal y cocine durante 1 a 2 minutos más, hasta que se caliente y haya alcanzado el grosor deseado.

Retirar del fuego y transferir a un tazón para servir. Sirva inmediatamente con su elección de coberturas.

Variaciones

▶ Avena de frutas y nueces simples: Una vez cocinada, avena superior con 1/3 taza de fruta fresca (plátano en rodajas, fresas picadas, nectarina en rodajas o melocotón, arándanos, frambuesas, moras) y/o 2 cucharadas de fruta seca picada (melocotones, albaricoques, manzana, cerezas, pasas) y/o 1 cucharada de nueces picadas (almendras, nueces, nueces, anacardos, cacahuetes, nueces de macadamia). Si lo desea, rocíe con un poco más de jarabe de arce.

▶ Avena de pasa de canela: Aumenta la cantidad de canela a 11/2 cucharaditas y añade 1 cucharada de melaza de trampa negra y 1/4 de taza de pasas a la avena al añadir la leche. Cubra con 1 cucharada adicional de pasas, una llovizna de jarabe de arce y/o 1 cucharada de nueces picadas.

▶ Mantequilla de maní y avena de plátano: Al agregar la leche, agregue 1/3 taza de plátanos en rodajas y 1 cucharada de mantequilla de maní. Cubra con unas cuantas rebanadas de plátano más, 1 cucharada de cacahuetes picados y lloviznas de mantequilla de maní y jarabe de arce. También podría agregar un par de cucharadas de papas fritas de chocolate para tomarlo sobre la parte superior.

▶ Avena doble de chocolate: Agregue 2 cucharadas de cacao en polvo cuando agregue la leche. Después de retirar del fuego, agregue de 1 a 2 cucharadas de chips de chocolate. Cubra con nueces picadas y/o puntas de cacao.

▶ Avena pastel de frutas: Añade 1/3 taza de fruta picada de tu elección (manzana, pera, fresas, plátanos, arándanos, moras, cerezas, melocotón, pera, caqui) a la olla al añadir la avena. Cubra con 1/4 de taza de la misma fruta y/o 1 cucharada de nueces picadas.

Tostada francesa de vainilla con salsa de

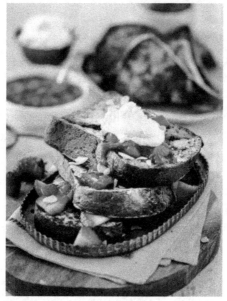

fresa

SIRVE 4

TIEMPO DE PREPARACIÓN: 15 minutos (sin incluir el tiempo para hacer crema batida de vainilla)
 TIEMPO ACTIVO: 35 minutos

tostadas francesas

1 vainilla

1 taza de leche nondairy de vainilla o lisa (sin nueces y/o sin soja si es necesario)

1/2 taza de leche de coco enlatada (o crema vegana)

1/2 taza de harina de garbanzos

2 cucharadas de jarabe de arce

11/2 cucharadas de polvo de raíz de flecha

1 cucharadita de extracto de vainilla

1/4 cucharadita de sal

Spray de cocina vegano (sin soja si es necesario)

8 rebanadas de pan vegano (cuanto más gruesas, mejor; sin gluten si es necesario)

Crema batida de vainilla, opcional
Azúcar en polvo (o xilitol) para desempolvar, opcional

Almendras en rodajas, opcionales

salsa de fresa
4 tazas de fresas picadas (frescas o congeladas)

1 cucharada de maicena

1 a 2 cucharadas de jarabe de agave (o jarabe de arce; dependiendo de la preferencia de dulzura)

1 cucharada de jugo de limón

1 cucharada de agua

1. Utilice un cuchillo de paring para hacer una hendidura a lo largo del lado del frijol de vainilla. No quieres cortarlo por la mitad, solo dividiéndolo. Usa el cuchillo para raspar las pequeñas semillas. Coloque las semillas en un tazón grande poco profundo o en un molde para hornear.

2. Agregue la leche nondairy, leche de coco, harina, jarabe de arce, raíz de flecha, extracto de vainilla y sal. Revuelva hasta que se combinen.

3. Precaliente el horno a su ajuste más bajo. Coloque un estante de refrigeración en una bandeja para hornear. Reserva.

4. Caliente una sartén grande o una plancha a fuego medio durante un par de minutos. Rocíe la sartén generosamente con spray de cocina. Sumerja 1 o 2 rebanadas de pan (dependiendo de cuántas caben en su sartén) en la mezcla de leche y remoje durante 10 a 15 segundos a cada lado. Coloque las rodajas en la sartén y cocine hasta que estén doradas y crujientes, de 3 a 4 minutos a cada lado. Transfiéralo al estante de refrigeración y coloca la bandeja para hornear en el horno para mantenerla caliente hasta que esté lista para servir. Repita con las rebanadas restantes de pan, rezar la sartén cada vez antes de agregar nuevas rebanadas.

5. Para hacer la salsa de fresa: Combine los ingredientes de la salsa en una olla pequeña y lleve a ebullición. Reduzca el fuego y cocine a fuego lento, revolviendo con frecuencia, durante 3 a 5 minutos, hasta que espese. Retirar del fuego y mantener caliente.

6. Si lo desea, corte los trozos de tostada por la mitad en diagonal antes de servir. Para servir, coloca dos rebanadas de pan (o cuatro mitades) en un plato, cubierto con un poco de crema batida de vainilla (si se usa), una cucharada de salsa de fresa, y si lo deseas, un ligero polvo de azúcar en polvo. Espolvorear con unas cuantas almendras en rodajas y servir.

Hachís de sartén Mushroom-Kale

SIRVE 4

TIEMPO DE PREPARACIÓN: 10 minutos TIEMPO ACTIVO: 20 minutos

2 cucharaditas de aceite de oliva

1/2 cebolla roja mediana cortada en cubos

2 dientes de ajo picados

3 o 4 papas rojas (aproximadamente 18 onzas, picadas en cubos de 1/2 pulgada

8 onzas de setas cremini, en rodajas

11/2 cucharaditas de condimento de Old Bay

Caldo vegetal bajo en sodio, opcional

1 manojo (12 a 16 onzas de col rizada dino (también conocida como lacinato o col rizada negra), tallos retirados, picados

Sal y pimienta negra al gusto

1. Caliente el aceite de oliva en una sartén grande, preferiblemente de hierro fundido, a fuego medio durante un minuto. Agregue las cebollas y saltee hasta que estén translúcidas.

2. Agregue el ajo, las patatas, las setas y la Bahía Vieja y cocine, revolviendo ocasionalmente, hasta que las setas y las patatas estén tiernas y las patatas estén doradas, de 15 a 20 minutos. Si se produce pegado, agregue un chorrito de caldo vegetal y baje el fuego.

3. Una vez que las verduras estén tiernas, agregue la col rizada y cocine hasta que se marchite. Agregue la sal y la pimienta y retírela del fuego. Sirva inmediatamente. Las sobras se mantendrán en un recipiente hermético en la nevera durante 2 a 3 días.

Tostadas de aguacate rápidas y fáciles

SIRVE 1

TIEMPO DE PREPARACIÓN: 3 minutos TIEMPO ACTIVO: 5 minutos

2 rebanadas de pan vegano (sin gluten si es necesario)

1/2 aguacate, deshuesado

3/4 cucharadita de levadura nutricional, opcional

1 cucharadita de semillas de cáñamo (o semillas de girasol, o pepitas tostadas/semillas de calabaza)

Tostar el pan. Recoge la mitad del aguacate en cada rebanada y usa un tenedor para machacarlo y extiéndalo en el brindis. Espolvoree con levadura nutricional (si se usa) y cubra con semillas. Sirva inmediatamente.

Propina

▶ Los aguacates maduros funcionan mejor aquí. El aguacate debe ser ligeramente suave pero no blando. Si quitas el tallo en la parte superior del aguacate, la carne debajo debe ser amarilla. Verde significará que no está lo suficientemente maduro y marrón significa que está demasiado maduro (aunque probablemente todavía podría salirse con la suya con un aguacate rebaje aquí).

▶ Si usted tiene un poco de salsa tahini limón sobrante, es mágico rociado en este brindis.

NOCHES DE SEMANA VEGANAS FÁCILES

SOLUCIONES DE COMIDAS VEGANAS FÁCILES ENTRE SEMANA

EN ESTE CAPÍTULO

Consejos y trucos: Preparación de comidas entre semana

Pizza mexicana con frijoles refritos de 15 minutos

Sopa de puerro de patata

Curry de coliflor rápida

Ensalada de garbanzos bbq

Tazón picante de fideos de soba de sésamo

Quinua cursi & Vegetales

Jackfruit pasteles sin cangrejo con aïoli de eneldo de limón

Pizza mexicana con frijoles refritos de 15 minutos

HACE 4 PIZZAS, CON FRIJOLES ADICIONALES

TIEMPO DE PREPARACIÓN: 15 (sin incluir el tiempo para hacer salsa de queso Pepperjack)
TIEMPO ACTIVO: 25

Frijoles refritos de 15 minutos

1 cucharadita de aceite de oliva

1 cebolla amarilla mediana picada

3 latas de 15 onzas de frijoles pintos, enjuagados y escurridos

2 cucharadas de aminoácidos líquidos (o tamari sin gluten; use aminoácidos de coco para estar sin soja)

2 cucharaditas de comino molido

2 cucharaditas de chile ancho en polvo

11/2 cucharaditas de cilantro molido

3/4 cucharadita de pimentón ahumado

1/2 taza de caldo vegetal bajo en sodio

3 cucharadas de chiles verdes enlatados en cubos

2 cucharadas de jugo de lima

Sal y pimienta negra al gusto

Pizzas
4 tortillas de harina (harina de arroz o tortillas de maíz para hacerlas sin gluten; si usa tortillas de maíz, use 2 por persona)

<u>Salsa de queso pepperjack</u>

1 taza de tomates frescos picados

1/2 taza de aceitunas negras picadas en rodajas, opcionales

Ingredientes opcionales: aguacate en rodajas, verduras picadas o ralladas de su elección, cebollas verdes picadas, <u>Repollo Rojo Encurtido & Sabor a cebolla</u>

1. Precaliente el horno a 400°F . Forre una o dos bandejas para hornear con papel de aluminio o esteras para hornear de silicona. Reserva.

2. Para hacer los frijoles refritos: Caliente el aceite de oliva en una cacerola poco profunda grande a fuego medio. Agregue la cebolla y saltee hasta que esté translúcida, de 3 a 4 minutos. Agregue los frijoles, los aminoácidos líquidos, el comino, el chile en polvo, el cilantro, el pimentón y el caldo. Cocine durante unos 5 minutos, hasta que se caliente a través y aproximadamente la mitad del líquido ha sido absorbido.

3. Agregue los chiles verdes y el jugo de lima y retírelos del fuego. Transfiéralo a un procesador de alimentos y pulse hasta que los frijoles estén en su mayoría suaves con algunos trozos. Agregue la sal y la pimienta.

4. Para hacer las pizzas: Esparce las tortillas en las bandejas para hornear. Esparce los frijoles refritos generosamente sobre cada uno. Rocía la salsa de queso sobre los frijoles y espolvorea los tomates y aceitunas picados (si se usan) sobre cada pizza. Hornee durante 10 minutos, o hasta que las tortillas estén crujientes.

5. Cubra las pizzas con sus ingredientes adicionales y sirva inmediatamente. Los frijoles sobrantes se pueden conservar en un recipiente hermético en la nevera durante 5 a 6 días o congelarse durante un tiempo de hasta 2 meses. Al recalentar, es posible que deba agregar algunas cucharadas de caldo o agua para adelgazarlas de nuevo.

Sopa de puerro de patata

SIRVE DE 4 A 6

TIEMPO DE PREPARACIÓN: 15 minutos (sin incluir el tiempo para hacer crumbles de tocino rápido)
TIEMPO ACTIVO: 25 minutos TIEMPO INACTIVO: 15 minutos

1 cucharadita de aceite de oliva

2 puerros en rodajas finas (partes blancas y verdes claras)

1 diente de ajo picado

2 libras de papas de oro Yukon, picadas

2 cucharaditas de romero seco

2 cucharaditas de tomillo seco

1 cucharadita de salvia molida

3 tazas de caldo vegetal bajo en sodio

2 tazas de agua

1 cucharada de levadura nutricional, opcional

1 cucharada de jugo de limón

1 cucharadita de humo líquido

Sal y pimienta negra al gusto

Mezclas rápidas de tocino, opcionales

Cebollas verdes picadas, opcionales

1. En una olla grande, caliente el aceite de oliva a fuego medio. Agregue los puerros y saltee hasta que estén suaves, unos 4 minutos. Agregue el ajo y saltee un minuto más. Agregue las papas, el romero, el tomillo, la salvia, el caldo y el agua. Hierva, luego reduzca el fuego y cocine a fuego lento hasta que las papas estén tiernas, aproximadamente 15 minutos. Apaga el fuego.

2. Agregue la levadura nutricional, el jugo de limón y el humo líquido. Usa una licuadora de inmersión para mezclar la sopa hasta que quede suave (o sobre todo suave con unos trozos de papa, tu llamada). Alternativamente, puede transferir la sopa por lotes a una licuadora y mezclar cuidadosamente hasta que quede suave.

3. Agregue sal y pimienta. Sirva cubierto con crumbles de tocino y cebollas verdes, si lo desea. Las sobras se mantendrán en un recipiente hermético en la nevera durante 5 a 6 días.

Curry de coliflor rápida

TIEMPO DE PREPARACIÓN: 20 minutos TIEMPO ACTIVO: 15 minutos TIEMPO INACTIVO: 10 minutos

1 cucharada de aceite de coco

1 cebolla amarilla mediana cortada en cubos

2 dientes de ajo picados

1 cucharada de jengibre fresco rallado

1 cucharada de curry en polvo

2 cucharaditas de garam masala

1 cucharadita de cilantro molido

1 cucharadita de comino molido

1/2 cucharadita de cúrcuma molida

1 medio (coliflor de cabeza de 1 libra, roto en floretes

8 onzas de setas cremini (o champiñones de botón), en rodajas

Un garbanzo de 15 onzas, enjuagado y drenado

Una lata de 15 onzas de tomates asados al fuego sin sal

3 tazas de caldo vegetal bajo en sodio

1 taza de yogur de coco natural (preferiblemente sin endulzar)

Sal y pimienta negra al gusto
Cilantro fresco picado, opcional

Anacardos picados, opcionales (ver Variación)

Arroz cocido (o pan vegano)

1. Caliente el aceite de coco en una olla grande o horno holandés a fuego medio. Agregue la cebolla, el ajo y el jengibre y saltee hasta que la cebolla se esté volviendo translúcida. Agregue el curry en polvo, garam masala, cilantro, comino y cúrcuma y cocine hasta que esté fragante, aproximadamente 1 minuto.

2. Agregue la coliflor, las setas, los garbanzos, los tomates y su líquido, y el caldo y lleve a ebullición. Reduzca el fuego a fuego lento y cubra. Cocine durante unos 10 minutos, luego retire la tapa y cocine durante unos 5 minutos más. Agregue el yogur y cocine durante unos minutos, hasta que se caliente. Agregue la sal y la pimienta y retírela del fuego.

3. Cubra con cilantro picado y/o anacardos, si lo desea, y sirva con arroz o pan. Almacene las sobras en un recipiente hermético en la nevera durante 4 a 5 días.

variación

Para que este sin nueces, cambie los anacardos con pepitas (semillas de calabaza) o semillas de sésamo.

Ensalada de garbanzos bbq

SIRVE DE 2 A 4

TIEMPO DE PREPARACIÓN: 20 minutos (sin incluir el tiempo para hacer avocado ranch aderezo y repollo rojo encurtido &onion gusto)
TIEMPO ACTIVO: 15 minutos

3 tazas de garbanzos cocidos (o dos de 15 onzas, enjuagados y escurridos)

2 cucharadas de aminoácidos líquidos (use aminoácidos de coco para estar libres de soja)

2/3 taza de salsa vegana de barbacoa (casera o comprada en tienda)

1 lechuga romana de cabeza grande, picada

1 taza de repollo rojo rallado

1 taza de tomate cherry cortado a la mitad

1 taza de nectarinas en rodajas (o melocotones en rodajas o mango picado)

1/2 taza de zanahoria rallada

 Aderezo ranchero de aguacate

Pepitas tostadas (semillas de calabaza)

 Repollo rojo encurtido & Sabor a cebolla

1. Caliente una cacerola profunda grande a fuego medio. Agregue los garbanzos y los aminoácidos líquidos y cocine, revolviendo un par de veces, hasta que el líquido haya sido absorbido, de 2 a 3 minutos.

2. Agregue 1/3 taza de la salsa barbacoa y tómese para cubrir. Cocine hasta que la salsa se haya espesado y caramelizado, y todo el líquido haya sido

absorbido. Agregue la salsa barbacoa restante y cocine hasta que la salsa se haya espesado y caramelizado de nuevo. Retirar del fuego.

3. En un tazón grande, mezcle la lechuga, el repollo rojo, los tomates cherry, las rodajas de nectarina y las zanahorias. Divida la ensalada entre cuatro cuencos y cubra con los garbanzos. Cubra con aderezo, una salpicadura de las pepitas y una cucharada del gusto. Sirva inmediatamente. Los frijoles sobrantes se mantendrán en un recipiente hermético en la nevera durante 3 a 4 días.

Tazón picante de fideos de soba de sésamo

SIRVE DE 4 A 6

TIEMPO DE PREPARACIÓN: 15 minutos TIEMPO ACTIVO: 30 minutos

1 manojo de brócoli picado en floretes

2 cucharadas de aceite de sésamo

Sal y pimienta al gusto

3/4 de taza de tahini (sin gluten si es necesario)

3 cucharadas de tamari (sin gluten si es necesario)

2 cucharadas de vinagre de arroz integral

1 a 2 cucharadas de sriracha (u otra salsa picante)

1 cucharada de sirope de arce

1 cucharadita de jengibre molido

1/2 cucharadita de ajo en polvo

Un paquete de 12 onzas de fideos soba de trigo sarraceno (o pasta o espaguetis de pelo de ángel vegano; sin gluten si es necesario)

11/2 tazas de edamame con cáscara congelada

2 zanahorias grandes peladas y en julianas

Semillas de sésamo

Cebollas verdes picadas (partes verdes y blancas)

1. Precaliente el horno a 425°F. Forre una bandeja para hornear con papel pergamino o una alfombra para hornear de silicona. Extienda el brócoli en la hoja y rocíe con el aceite de sésamo, luego agregue sal y pimienta. Ábalo para cubrir completamente. Hornee durante 15 a 20 minutos, hasta que estén tiernos con bordes ligeramente crujientes, lanzando una vez a mitad de camino. Retirar del horno y dejar a un lado.

2. Mientras el brócoli está asando, llene una olla grande con agua y lleve a ebullición.

3. Mientras esperas a que hierva el agua, puedes hacer la salsa: Combina el tahini, tamari, vinagre, sriracha, jarabe de arce, jengibre y ajo en polvo en un tazón mediano y revuelve hasta que se mezcle y alimente. Reserva.

4. Una vez que el agua esté hirviendo, agregue los fideos y cocine de acuerdo con las instrucciones del paquete hasta que al dente. Aproximadamente 1 minuto después de añadir los fideos al agua, agregue el edamame. Una vez que los fideos están hechos, escurrir y enjuagar los fideos y edamame con agua fría, a continuación, escurrir de nuevo. Transfiéralo a un tazón grande. Agregue la salsa. Agregue las zanahorias y el brócoli asado y revuelva para combinar. Sirva cubierto con semillas de sésamo y cebollas verdes. Las sobras se mantendrán en un recipiente hermético en la nevera durante 1 a 2 días.

Quinua cursi & Vegetales

SIRVE DE 4 A 6

TIEMPO DE PREPARACIÓN: 20 minutos (sin incluir el tiempo para hacer Pepita Parmesan)
TIEMPO ACTIVO: 30 minutos

1 taza de quinua, enjuagada a fondo
2 tazas de agua

1 cucharadita de aceite de oliva

1/2 cebolla amarilla mediana cortada en cubos

1/2 medio (coliflor de cabeza de 1 libra, roto en pequeños floretes

8 onzas de judías verdes frescas, recortadas

2 cucharadas de caldo vegetal bajo en sodio (o agua)

8 onzas de setas cremini (o champiñones de botón), en rodajas

2 calabacín medio, cortado a la mitad a lo largo y cortado en rodajas

3 cucharadas de aminoácidos líquidos (o tamari sin gluten; use aminoácidos de coco para estar sin soja)

1 cucharadita de tomillo seco

1 cucharadita de perejil seco

1 cucharadita de ajo en polvo

11/2 tazas de grandes frijoles del norte cocidos (o una lata de 15 onzas, enjuagadas y drenadas)

1/3 taza de levadura nutricional

3 tazas de verduras picadas empacadas (espinacas, acelgas, col rizada o collards)

1/4 de taza de jugo de limón

Sal y pimienta negra al gusto

Pepita Parmesan, opcional

1. Combine la quinua con el agua en una olla mediana. Cubra y hierva, luego reduzca el fuego y cocine a fuego lento durante unos 15 minutos, hasta que toda el agua haya sido absorbida. Retirar del fuego, mantenerlo cubierto, y dejar reposar durante unos 10 minutos antes de esponjoso con un tenedor.

2. Mientras la quinua se cocina, calienta el aceite de oliva en una cacerola grande y poco profunda a fuego medio. Agregue la cebolla y saltee durante 2 a 3 minutos. Agregue la coliflor, los frijoles verdes y el caldo, cubra la sartén y cocine durante 3 a 4 minutos. Agregue los champiñones, el calabacín, los aminoácidos líquidos, el tomillo, el perejil y el ajo en polvo. Cubrir y cocinar, revolviendo ocasionalmente, hasta que todas las verduras estén tiernas pero no demasiado suaves (todavía deben tener un "bocado" para ellos), de 6 a 7 minutos. Agregue la quinua cocida y los frijoles, revuelva y cocine hasta que se calienten, aproximadamente 2 minutos. Agregue la levadura nutricional. Agregue los greens y cocine hasta que comience a marchitarse. Agregue el jugo de limón, la sal y la pimienta y retírelo del fuego.

3. Sirva inmediatamente, rematado con Pepita Parmesan (si se utiliza). Guarde las sobras en un recipiente hermético en la nevera durante 3 a 4 días.

Jackfruit pasteles sin cangrejo con aïoli de eneldo de limón

SIRVE 3 O 4

TIEMPO DE PREPARACIÓN: 15 minutos (sin incluir tiempo para cocinar arroz integral)
TIEMPO ACTIVO: 20 minutos

Un jackfruit de lata de 20 onzas, completamente enjuagado y drenado

11/2 tazas de frijoles cannellini cocidos/15 oz lata, enjuagada y drenada

4 cebollas verdes, finamente picadas, más para decorar

1 taza de arroz integral cocido

2 cucharadas de harina de garbanzos, más si es necesario

1 cucharada de mayonesa vegana (sin soja si es necesario)

1 cucharada de condimento de Old Bay

2 cucharaditas de aminoácidos líquidos (o tamari sin gluten; use aminoácidos de coco para estar sin soja)

1 cucharadita de perejil seco

1/2 cucharadita de gránulos de algas

1/2 cucharadita de ajo en polvo

Sal y pimienta negra al gusto

Aceite de girasol (o aceite de canola) para freír

aïoli de eneldo de limón
3/4 de taza de mayonesa vegana (sin soja si es necesario)

3 cucharadas de jugo de limón

11/2 cucharaditas de eneldo seco

1/4 cucharadita de ajo en polvo

Sal al gusto

1. Forre una bandeja para hornear con papel pergamino o una alfombra para hornear de silicona.

2. Coloque el jackfruit en un procesador de alimentos y pulse unas cinco veces, hasta que se rompa en trozos más pequeños.

3. Vierta los frijoles en un tazón y use un machacador de papas para machacarlos hasta que estén cremosos pero aún gruesos. Agregue el jackfruit, las cebollas verdes, el arroz integral, la harina de garbanzos, la mayonesa, old bay, los aminoácidos líquidos, el perejil, los gránulos de algas, el ajo en polvo, la sal y la pimienta y revuelva juntos hasta que se combinen. La mezcla debe mantenerse unida cuando la exprimes. Si no lo hace, agregue la harina de garbanzos junto a la cucharada hasta que lo haga.

4. Recoge 1/3 taza de la mezcla y usa tus manos para darle forma a una hamburguesa. Coloque la hamburguesa en la bandeja para hornear. Repita con la mezcla restante. Deberías tener unas 12 empanadas.

5. Caliente una sartén grande, preferiblemente de hierro fundido, a fuego medio. Vierta suficiente aceite para recubrir la parte inferior y calentar durante 2 a 3 minutos. Forre un plato con toallas de papel. Coloca tres o cuatro empanadas en la sartén y cocina durante 3 a 4 minutos a cada lado, hasta que estén crujientes y doradas por todas partes. Coloque las empanadas cocidas en el plato y cubra con más toallas de papel para absorber cualquier exceso de aceite. Repita con las empanadas restantes, añadiendo más aceite según sea necesario, hasta que todos estén cocidos.

6. Mientras los pasteles se cocinan, haz el **aïoli:** Combina todos los ingredientes en una taza y revuelve juntos. Enfríe hasta que esté listo para usar.

7. Decorar los pasteles con cebollas verdes picadas y servir con los aïoli en el lado. Las sobras se mantendrán en un recipiente hermético en la nevera durante 3 a 4 días.

VEGANO AMIGABLE CON LOS NIÑOS

COMIDAS VEGANAS QUE A LOS NIÑOS LES ENCANTARÁ.

EN ESTE CAPÍTULO

Queso Oculto Veggie Mac 'n'

TIEMPO DE PREPARACIÓN: 15 minutos (sin incluir el tiempo hacer Pepita Parmesan)
TIEMPO ACTIVO: 30 minutos

1/2 coliflor de cabeza mediana (1 libra), rota en floretes

2 zanahorias grandes peladas y picadas

1/2 taza de rábanos cortados en cubos

1 libra de macarrones de codo (sin gluten si es necesario)

1 taza de grandes frijoles del norte cocidos

1 taza de leche nondairy sin endulzar (sin nueces y/o sin soja si es necesario)

3/4 de taza de levadura nutricional

1/4 de taza de jugo de limón

2 cucharadas de pasta de tomate sin sal añadida

2 cucharadas de mantequilla vegana (sin soja si es necesario), derretida

2 cucharaditas de miso de soja blanca (o miso de garbanzo)

1 cucharadita de cebolla en polvo

1 cucharadita de ajo en polvo

1/2 cucharadita de pimentón

1/4 cucharadita de mostaza en polvo

Sal y pimienta negra al gusto

Pepita Parmesan, opcional

1. Coloque la coliflor, las zanahorias y los rábanos en una olla mediana y cubra con agua. Hierva y cocine las verduras hasta que se perfore fácilmente con un tenedor, de 8 a 10 minutos. Retirar del fuego y escurrir. Reserva.

2. Llene una olla grande con agua y lleve a ebullición. Una vez hirviendo, agregue la pasta y cocine de acuerdo con las instrucciones del paquete hasta que al dente. Retire del fuego, escurra bien y devuelva la pasta a la olla.

3. Transfiera las verduras a un procesador de alimentos o licuadora. Agregue los frijoles, la leche, la levadura nutricional, el jugo de limón, la pasta de tomate, la mantequilla, el miso, la cebolla en polvo, el ajo en polvo, el pimentón y la mostaza en polvo. Procese hasta que quede suave. Agregue la salsa a la pasta cocida y revuelva para combinarla. Vuelva a la estufa y caliente a fuego medio, revolviendo ocasionalmente, durante 3 a 4 minutos, hasta que se caliente y la salsa se haya espesado. Saque inmediatamente rematado con Pepita Parmesan (si se usa). Refrigere las sobras en un recipiente hermético durante 4 a 5 días.

Tempeh Nuggets

HACE 40 PEPITAS

TIEMPO DE PREPARACIÓN: 10 minutos TIEMPO ACTIVO: 30 minutos TIEMPO INACTIVO: 30 minutos

Dos paquetes de 8 onzas tempeh

3 tazas de caldo de verduras con sabor a "no-pollo" bajo en sodio (o caldo de verduras regular)

2 cucharadas de aminoácidos líquidos

1 cucharadita de tomillo seco

1 cucharadita de marjoram seco

3/4 de taza de yogur vegano natural (preferiblemente sin azúcar, sin nueces si es necesario)

1/4 de taza de leche nondairy sin endulzar (sin nueces si es necesario)

3 cucharadas de tahini (sin gluten si es necesario)

1/2 cucharadita de sal

1/2 cucharadita de cebolla en polvo

1/2 cucharadita de ajo en polvo

1/4 cucharadita de pimentón ahumado

11/2 tazas de migas de pan panko veganas (sin gluten si es necesario)

3 cucharadas de levadura nutricional

Spray de aceite de oliva

Ketchup (o salsa vegana de barbacoa; casera o comprada en tienda), para mojar

1. Pica cada bloque de tempeh en unos 20 trozos, haciendo 40 pepitas totales.

2. Combine el caldo, los aminoácidos líquidos, el tomillo y el marjoram en una olla grande. Coloque la tempeh en la olla y lleve a ebullición. Una vez hirviendo, reduzca a fuego lento y deje que el tempeh hierva a fuego lento durante unos 20 minutos. Retirar del fuego y escurrir (puede guardar el líquido por otro tiempo que necesite cocinar con caldo o añadir un poco de líquido a su sartén; debe mantenerse en la nevera durante un par de semanas). Deja el tempeh a un lado para enfriarlo hasta que puedas manejarlo.

3. Mientras la tempeh se está enfriando, combine el yogur, la leche, tahini, la sal, la cebolla en polvo, el ajo en polvo y el pimentón en un tazón poco profundo. En otro tazón poco profundo, combine las migas de pan y la levadura nutricional.

4. Precaliente el horno a 375°F . Forre una bandeja para hornear con papel pergamino o una alfombra para hornear de silicona.

5. Use una mano para dragar un pedazo de tempeh en la mezcla de yogur y su otra mano para echarlo en las migas de pan hasta que esté completamente recubierto. Coloque la pepita en la bandeja para hornear preparada. Repita con las pepitas restantes.

6. Rocíe ligeramente la parte superior de las pepitas con aceite de oliva. Hornea durante 12 minutos, voltea y rocía las tapas con aceite de oliva de nuevo, y vuelve al horno durante 12 minutos más, o hasta que estén crujientes y doradas. Sirva inmediatamente con su elección de salsas de inmersión. Las sobras se mantendrán en un recipiente hermético en la nevera durante 3 a 4 días.

Árboles cursi

TIEMPO DE PREPARACIÓN: 10 minutos TIEMPO ACTIVO: 15 minutos TIEMPO INACTIVO: 60 minutos

1 taza de patatas de oro Yukon picadas

1/2 taza de zanahoria pelada y picada

1 manojo (1 libra) de brócoli picado en floretes

1/4 de taza de anacardos crudos, empapados en agua tibia durante 1 hora y drenados, agua reservada

3/4 de taza de agua de remojo reservada

1/4 de taza de levadura nutricional

2 cucharadas de jugo de limón

1 cucharada de aceite de oliva

1/2 cucharadita de cebolla en polvo

1/2 cucharadita de ajo en polvo

1/2 cucharadita de sal

Sal y pimienta negra al gusto

1. Coloque las papas y zanahorias en una olla mediana y cúbralas con agua. Hierva y cocine durante 8 a 10 minutos, hasta que las verduras se perfore fácilmente con un tenedor.

2. Mientras hierve las papas y las zanahorias, coloca el brócoli en una cesta de vapor sobre una olla de agua hirviendo y cúbrela. Vaporiza el brócoli hasta que esté tierno, de 8 a 10 minutos. Una vez tierno, retirar del fuego, pero mantener caliente hasta que esté listo para servir.

3. Escurrir las patatas y zanahorias y transferirlas a la licuadora. Agregue los anacardos, el agua de remojo reservada, la levadura nutricional, el jugo de limón, el aceite de oliva, la cebolla en polvo, el ajo en polvo y la sal. Licúe hasta que quede completamente suave.

4. Sirva el brócoli con una pizca de sal y pimienta y unas cucharadas de salsa de queso. Guarde cualquier salsa de queso sobrante en un recipiente hermético en la nevera durante 3 a 4 días.

variación
▷ Si a sus hijos no les gusta el brócoli, intente usar coliflor u otra verdura que les guste en su lugar.

PB&J Roll-Ups

HACE 4 ROLL-UPS, CON SPREAD EXTRA

TIEMPO DE PREPARACIÓN: 5 minutos TIEMPO ACTIVO: 5 minutos

1 taza de mantequilla de maní (o mantequilla de nuez o semillas de su elección)

La mitad de un bloque envasado al vacío de 12 onzas extra firme tofu de seda

1 cucharada de sirope de arce, opcional

Sal al gusto, opcional

4 tortillas de harina grandes (o tortillas de arroz integral o envolturas de lava)

Fresas de 1 libra, con casco y en rodajas

1. Combine la mantequilla de maní, el tofu, el jarabe de arce (si se usa) y la sal (si se utiliza) en un procesador de alimentos y procese hasta que quede suave.

2. Extienda de 2 a 3 cucharadas de mantequilla de maní esparcidas en una tortilla. Haz una capa de rodajas de fresa encima de la mantequilla de maní. Enrolla la tortilla en un tronco. Picar en tres o cuatro secciones. Repita con las tortillas restantes.

3. Sirva inmediatamente. Para servir más tarde, envuelva cada roll-up (todas las secciones) en envoltura de plástico y refrigere, si es posible (si está en una lonchera durante unas horas, estará bien). Cualquier resto de mantequilla de maní se mantendrá en un recipiente hermético en la nevera durante unos 7 días.

variación

▶ Reemplace las fresas por manzanas en rodajas finas, plátanos u otra fruta.

Barras de granola afrutado

HACE 12 BARES

TIEMPO DE PREPARACIÓN: 5 minutos TIEMPO ACTIVO: 10 minutos TIEMPO INACTIVO: 80 minutos

1 taza de fechas de Medjool enfrentadas

1/2 taza de mantequilla de maní (o mantequilla de almendras o nuez o mantequilla de semillas de su elección)

1/4 de taza + 2 cucharadas de jugo de manzana

1/4 de taza de aceite de coco, derretido

1 cucharadita de extracto de vainilla

1/2 cucharadita de sal

21/2 tazas de avena enrollada (certificado sin gluten si es necesario)

3/4 de taza de fruta seca picada (cerezas, albaricoques, pasas, arándanos, manzanas, melocotón y/o mango)

1/2 taza de nueces picadas (almendras, nueces, nueces, anacardos, pistachos y/o cacahuetes; ver Variación)

1/2 taza de girasol (o pepitas/semillas de calabaza, o mezcla de ambas)

1. Precaliente el horno a 300°F . Forre una bandeja para hornear de 9 × de 13 pulgadas con papel pergamino.

2. Combine las dátiles, la mantequilla de nueces, el jugo de manzana, el aceite de coco, la vainilla y la sal en un procesador de alimentos y procese hasta que estén suaves. Reserva.

3. En un tazón grande, mezcle la avena, la fruta seca, las nueces y las semillas. Agregue la mezcla de fecha y revuelva hasta que se mezcle. Vierta en el molde para hornear preparado y use una espátula de silicona para aplanarla y suavizarla.

4. Hornee durante 20 minutos, o hasta que estén ligeramente dorados, luego retire del horno y deje enfriar completamente antes de transferirlo al refrigerador para enfriar durante al menos 1 hora.

5. Retire del refrigerador y utilice el papel pergamino para sacar la granola de la bandeja para hornear. Corta en 12 barras. Conservar en un recipiente hermético en la nevera. Los bares permanecerán de 7 a 10 días.

variación

▶ Para que estas barras estén libres de nueces, usa una mantequilla de semillas y reemplaza las nueces por más girasol y/o pepitas.

Quesadillas de frijol y queso

TIEMPO DE PREPARACIÓN: 15 minutos (sin incluir tiempo para hacer frijoles refritos de 15 minutos y salsa básica de queso de anacardo)
TIEMPO ACTIVO: 10 minutos

2 tazas de frijoles refritos de 15 minutos

4 tortillas de harina (sin gluten si es necesario)

Salsa básica de queso de anacardo
Salsa y/o guacamole

1. Esparce 1/2 taza de frijoles en la mitad de una tortilla. Rocíe la salsa de queso sobre los frijoles. Doble suavemente el otro lado de la tortilla sobre los frijoles y el queso. Repita con las tortillas restantes.

2. Caliente una sartén grande, preferiblemente de hierro fundido, a fuego medio. Coloque de uno a dos (si ambos caben) quesadillas en la sartén y cocine durante 3 a 4 minutos a cada lado, hasta que estén doradas y crujientes. Transfiéralos a una placa y cúbralos con papel de aluminio para mantener el calor. Repita con las quesadillas restantes. Sirva inmediatamente con salsa y/o guacamole.

Propina

▶ Para que estas quesadillas se unan en un instante, puedes preparar los frijoles refritos y/o la salsa de queso con anticipación. También es una gran manera de usar los frijoles refritos sobrantes que pueda tener al hacer Pizza Mexicana con Frijoles Refritos de 15 Minutos.

▶ Para asegurarse de que este plato está libre de soja, recuerde usar aminoácidos de coco en los frijoles refritos y el miso de garbanzo en la salsa de queso de anacardo.

APERITIVOS VEGANOS &

FINGER FOODS

COMIDA VEGANA LO SUFICIENTEMENTE FRESCA PARA JUEGOS DEPORTIVOS, PIJAMAS, Y SIMPLEMENTE PASAR EL RATO

EN ESTE CAPÍTULO

73

Haz tu propia pizza de queso

TIEMPO DE PREPARACIÓN: 20 minutos (sin incluir tiempo para hacer salsa básica de queso de anacardo o su propia masa de pizza)
TIEMPO ACTIVO: 25 minutos

salsa de pizza

Una salsa de tomate sin sal de 15 onzas

Una pasta de tomate de 6 onzas sin sal añadida

1 cucharada de aceite de oliva virgen extra

1 cucharadita de albahaca seca

1 cucharadita de orégano seco

2 pizcas de ajo en polvo

1/2 taza de agua

Sal y pimienta negra al gusto

Pizzas

1 o más costras de pizza compradas en tiendas individuales (o puedes usar tu receta favorita de masa de pizza, la mayoría son veganas; usa sin gluten si es necesario)

Salsa básica de queso de anacardo

Ingredientes variados de pizza, como champiñones en rodajas, pimientos, cebolla roja, corazones de alcachofa, tomates frescos picados, tomates al sol, aceitunas, piña, albahaca fresca picada

Salchicha vegana en rodajas, tiras sin pollo picadas, o desmoronamientos sin carne de res, opcional

1. Para hacer la salsa de pizza: Combine la salsa de tomate, la pasta de tomate, el aceite de oliva, la albahaca, el orégano, el ajo en polvo y el agua en una olla mediana y lleve a ebullición. Reducir a fuego lento y cocinar, revolviendo ocasionalmente, durante 15 a 20 minutos, hasta que espese.

2. Mientras la salsa hierve a fuego lento, siga las instrucciones para su receta de masa de pizza o masa de pizza para precalentar el horno y la preparación. Prepara tus ingredientes y colócalos en una bandeja o ponlos en el mostrador, preparándolos para que los adolescentes invadan.

3. Una vez que el horno esté caliente, extienda la salsa en la parte superior de la(s) corteza(s), dejando 1 pulgada alrededor del perímetro. Rocíe o cucharee la salsa de queso sobre la parte superior, usando tanto o tan poco como desee. Si las costras son lo suficientemente pequeñas, cada uno puede agregar hacer su propia pizza individual. Si las costras son grandes, puede dejar que cada persona agregue ingredientes de su elección a la mitad de una pizza.

4. Hornee las pizzas de acuerdo con las instrucciones de la receta. Una vez hecho esto, retire las pizzas del horno, corte y sirva.

Tacos de lentejas destrozados

HACE 12 TACOS

TIEMPO DE PREPARACIÓN: 15 minutos (sin incluir el tiempo para hacer salsa de queso Pepperjack)
TIEMPO ACTIVO: 35 minutos

Caldo vegetal de 1 cuarto de litro bajo en sodio

2 tazas de lentejas marrones, enjuagadas y recogidas

2 cucharaditas de chile ancho en polvo

2 cucharaditas de comino molido

11/2 cucharaditas de cilantro molido

1 cucharadita de ajo en polvo

1 cucharadita de cebolla en polvo

1/2 cucharadita de pimentón ahumado

3 cucharadas de aminoácidos líquidos (o tamari sin gluten; use aminoácidos de coco para estar sin soja)

2 cucharadas de jugo de lima

Sal y pimienta negra al gusto

12 tortillas de maíz

Repollo rallado

Guacamole o aguacate en rodajas, opcional

Salsa, opcional

Salsa de queso pepperjack, opcional

1. En una olla mediana, combine el caldo, las lentejas, el chile ancho en polvo, el comino, el cilantro, el ajo en polvo, la cebolla en polvo y el pimentón.

Cubra la olla y lleve a ebullición. Una vez hirviendo, rompa la tapa y reduzca el fuego a fuego lento. Deje hervir a fuego lento hasta que el líquido se haya cocinado, de 15 a 20 minutos. Retirar del fuego.

2. Agregue los aminoácidos líquidos, el jugo de lima, la sal y la pimienta. Usa un machacador de patatas para romper las lentejas hasta que se asemejen ligeramente a la carne de taco.

3. Mientras las lentejas se cocinan, puede preparar las tortillas. Caliente una sartén grande, preferiblemente de hierro fundido, a fuego medio. Coloca una tortilla en la sartén y una vez que los bordes comiencen a acurrucarse (después de unos 30 segundos), voltea y cocina durante otros 30 segundos. Coloque la tortilla calentada en un plato y cubra con papel de aluminio. Repita con las tortillas restantes.

4. Para servir, saque un poco de las lentejas rotas en una tortilla. Cubra con repollo y agregue el guacamole, la salsa y/o la salsa de queso (si se usa).

Tempeh Sloppy Joe Sliders

SIRVE 8

TIEMPO DE PREPARACIÓN: 5 minutos TIEMPO ACTIVO: 20 minutos

1 cucharadita de aceite de oliva

1 cebolla roja mediana cortada en cubos

1 pimiento rojo cortado en cubos

2 dientes de ajo picados

Dos paquetes de 8 onzas tempeh (sin soja si es necesario), desmoronados

1/2 taza de caldo vegetal bajo en sodio (o agua)

Un tomate triturado de 15 onzas sin sal

Una pasta de tomate de 6 onzas sin sal añadida

1/4 de taza de aminoácidos líquidos (o tamari sin gluten; use aminoácidos de coco para estar sin soja)

2 cucharadas de jarabe de arce

11/2 cucharaditas de comino molido

1 cucharadita de perejil seco

1 cucharadita de tomillo seco

1 cucharadita de pimentón ahumado

Sal y pimienta negra al gusto

16 slider u 8 bollos de hamburguesa vegana de tamaño completo (sin gluten si es necesario)

Mayonesa vegana (sin soja si es necesario), opcional

Aguacate en rodajas, opcional

1. Caliente el aceite de oliva en una cacerola grande y poco profunda a fuego medio. Agregue la cebolla y cocine hasta que esté ligeramente translúcida. Agregue el pimiento y el ajo y cocine un par de minutos más, hasta que el ajo esté fragante. Agregue el tempeh, caldo, tomates triturados, pasta de tomate, aminoácidos líquidos, jarabe de arce, comino, perejil, tomillo y pimentón. Cocine, revolviendo ocasionalmente, hasta que la tempeh esté tierna y la salsa esté espesa, de 10 a 12 minutos. Agregue la sal y la pimienta y, a continuación, retírela del fuego.

2. Sirva en los bollos de hamburguesa, cubierto con mayonesa y cubierto con aguacate (si se usa).

Tater Totchos

TIEMPO DE PREPARACIÓN: 10 minutos TIEMPO ACTIVO: 30 minutos

Una bolsa de 32 onzas de tots de patata congelada (la mayoría son veganos, pero asegúrese de comprobarlo dos veces antes de comprar)

salsa de queso nacho

1 taza de patatas de oro Yukon picadas

1/2 taza de zanahoria pelada y picada

3/4 de taza de agua

1/4 de taza de levadura nutricional

2 cucharadas de tahini (sin gluten si es necesario)

11/2 cucharadas de jugo jalapeño encurtido

1 cucharada de chiles verdes enlatados en cubos

1 cucharada de jugo de lima

2 cucharaditas de aceite de girasol (o aceite de uva), opcional

1 cucharada escasa de jalapeño picado picado, opcional

1 cucharadita de comino molido

1/2 cucharadita de cebolla en polvo

frijoles

1 cucharadita de aceite de oliva

1 cebolla roja mediana cortada en cubos

2 dientes de ajo picados

1 pimiento rojo cortado en cubos

3 tazas de frijoles negros cocidos (o dos latas de 15 onzas, enjuagadas y drenadas)

1/4 de taza de aminoácidos líquidos (o tamari sin gluten; use aminoácidos de coco para estar sin soja)

2 cucharaditas de comino molido

2 cucharaditas de chile ancho en polvo

1 cucharadita de cilantro molido

1/2 cucharadita de pimentón

3 cucharadas de chiles verdes enlatados en cubos

Jugo de 1 lima

Sal y pimienta negra al gusto

Ingredientes opcionales: cebollas verdes picadas, tomate fresco picado, jalapeños encurtidos, guacamole o trozos de aguacate, crema agria vegana

1. Precaliente el horno y hornee los tots de acuerdo con las instrucciones del paquete.

2. Mientras los tots están horneando, **prepara la salsa de queso nacho:** Coloca las papas y zanahorias en una olla mediana y cúbrelas con agua. Hierva y cocine hasta que las verduras se perfore fácilmente con un tenedor, de 8 a 10 minutos.

3. Escurrir las verduras y transferirlas a su procesador de alimentos. Agregue el agua, levadura nutricional, tahini, jugo jalapeño encurtido, chiles verdes, jugo de lima, aceite de girasol (si se usa), jalapeño encurtido (si se usa), comino y cebolla en polvo. Procese hasta que quede completamente suave. Reserva.

4. Para hacer los frijoles: Caliente el aceite de oliva en una sartén grande a fuego medio. Agregue las cebollas, el ajo y el pimiento rojo. Saltee hasta que las cebollas estén ligeramente translúcidas. Agregue los frijoles, los aminoácidos líquidos, el comino, el chile ancho en polvo, el cilantro y el pimentón. Cocine hasta que el líquido haya sido absorbido y los frijoles se calienten a través. Agregue los chiles verdes y el jugo de lima y cocine hasta que el líquido haya sido absorbido, aproximadamente 1 minuto. Retirar del fuego y añadir sal y pimienta.

5. Extienda los tots en un plato grande o una pequeña bandeja para hornear. Cubra con los frijoles, luego rocíe la salsa sobre los frijoles. Si lo desea, cubra con cebolla verde, tomate, jalapeños, guacamole y/o crema agria. Sirva inmediatamente.

Sólo patatas fritas

TIEMPO DE PREPARACIÓN: 10 minutos TIEMPO ACTIVO: 10 minutos TIEMPO INACTIVO: 25 minutos

Spray de aceite de oliva

1 papa russet por persona (o 1/2 patata por persona si se usa como guarnición), pelada (ver Tip)

Sal y pimienta negra al gusto

Ajo en polvo, opcional

Salsas veganas (como ketchup, salsa barbacoa, mostaza o aderezo ranchero; sin gluten, sin nueces y/o sin soja si es necesario), para mojar

1. Precaliente el horno a 450°F . Forre las bandejas para hornear con papel de aluminio: puede caber alrededor de 2 papas por bandeja para hornear, así que haga las cuentas. Rocíe ligeramente la lámina con aceite de oliva.

2. Corte cada papa en tiras o cuñas de tamaño similar. Es importante que tengan el mismo tamaño para que cocinen uniformemente.

3. Extienda las papas fritas en las bandejas para hornear preparadas. Rocíe un recubrimiento ligero de aceite de oliva sobre las patatas fritas. Espolvoree con sal, pimienta y ajo en polvo (si se usa). Revó para recubrir y reorganizar las rodajas de la hoja para que no se toquen (tanto como sea posible). Esto les ayudará a ponerse más crujientes.

4. Hornee durante 25 a 30 minutos, volteándolos una vez a mitad de camino para asegurar incluso cocinar. Una vez que están crujientes y ligeramente dorados por fuera, pero fácilmente perforados con un tenedor, están listos. Retirar del horno y servir inmediatamente con las salsas de inmersión preferidas.

Propina

▶ No necesitas pelar las papas si tienes prisa, pero lo recomiendo, realmente hace una diferencia en el sabor y la textura.

Helados de caramelo caliente Sundaes

SIRVE 8

TIEMPO DE PREPARACIÓN: 15 minutos (sin incluir el tiempo para hacer crema batida de vainilla)

TIEMPO ACTIVO: 30 minutos TIEMPO INACTIVO: 6 horas

helado de vainilla

11/2 tazas de anacardos crudos, empapados en agua tibia durante 1 hora y drenados, agua desechada

Una leche de coco de 13.5 onzas

1/2 taza de jarabe de arce

1 cucharada de polvo de raíz de flecha

2 cucharadas de aceite de uva (o aceite de girasol)

11/2 cucharaditas de vainilla en polvo

1 cucharadita de extracto de vainilla

1/4 cucharadita de sal

caramelo caliente

1/2 taza de chips de chocolate veganos (o trozos)

1 taza de leche de coco lite

1/4 de taza de cacao en polvo

1/4 de taza de azúcar morena (o azúcar de coco)

2 cucharadas de aceite de coco, derretido

1 cucharada de polvo de raíz de flecha

1/4 cucharadita de sal

coberturas (todas opcionales)
Crema batida de vainilla

Nueces picadas (como almendras, cacahuetes, pacanas)

Fruta picada (como fresas, plátanos, mango)

Chips de chocolate veganos & aspersores

Malvaviscos veganos (sin soja si es necesario)

Galletas veganas desmenuzadas (sin gluten si es necesario)

 Caramel Cashew Granola (o granola vegana comprada en la tienda)

Cerezas Maraschino

1. Para hacer el helado: Combine los anacardos, la leche de coco, el jarabe de arce, la raíz de flecha, el aceite, la vainilla en polvo, el extracto de vainilla y la sal en una licuadora y licúe hasta que estén completamente suaves. Refrigere hasta que esté completamente refrigerado, unas 2 horas.

2. Procese en su heladería, de acuerdo con las instrucciones del fabricante. Cuando el helado alcance la consistencia de un servicio suave grueso, transfiéralo a un recipiente de vidrio o metal. Coloque un trozo de papel pergamino encima del helado para evitar el contacto con el aire (reduciendo así la quema del congelador), luego cubra el recipiente con envoltura de plástico. Congele el helado durante al menos 3 o 4 horas antes de servir. Es posible que deba dejar que el helado se ablande durante unos 5 minutos antes de servir.

3. Para hacer el caramelo caliente : Derretir el chocolate en una caldera doble o un tazón a prueba de calor en la parte superior de una sartén de agua hirviendo, revolviendo con frecuencia, hasta que quede completamente suave. Mientras el chocolate se derrite, mezcle la leche de coco, el cacao en polvo, el azúcar, el aceite de coco, la raíz de flecha y la sal en un tazón mediano.

4. Batir lentamente la mezcla de leche en el chocolate derretido y revolver hasta que se caliente, de 1 a 2 minutos. Retirar del fuego. Si lo haces de antemano, una vez que se haya enfriado, puedes refrigerar la salsa en un recipiente hermético. Se pondrá muy grueso, por lo que tendrá que recalentarlo antes de servir.

5. Prepare todos los ingredientes que planea servir. Para ensamblar, recoge tanto helado como desees en un tazón, rocía caramelo caliente por todas partes, y cubre con todos los ingredientes preferidos.

LOS FAVORITOS - ESTILO VEGANO

COMIDA VEGANA PARA LOS MIEMBROS DE SU FAMILIA "CARNE Y PATATAS"

EN ESTE CAPÍTULO

Albóndigas rellenas de queso

Patatas dos veces horneadas definitivas

Hamburguesas con doble doble queso

Tacos Portobello marinados con salsa de aguacate y maíz

Cazuela Lazy Vegan Chile Relleno

Jackfruit Carnitas Burrito Bowl

Albóndigas rellenas de queso

TIEMPO DE PREPARACIÓN: 15 minutos (sin incluir tiempo para hacer salsa de queso Gouda ahumado y salsa marinara de tomate secado al sol)
TIEMPO ACTIVO: 55 minutos

1 cucharadita de aceite de oliva

1/2 taza de cebolla amarilla picada

2 dientes de ajo picados

8 onzas de setas cremini (o champiñones de botón), cortados en cubos

Una lata de 15 onzas de frijoles rojos, enjuagados y escurridos

1/4 de taza de perejil fresco picado

3/4 de taza de migas de pan panko veganas (sin gluten si es necesario), más si es necesario

2 cucharadas de levadura nutricional (o use más migas de pan)

2 cucharadas de aminoácidos líquidos (use aminoácidos de coco para estar libres de soja)

11/2 cucharaditas de albahaca seca

11/2 cucharaditas de orégano seco

Sal y pimienta negra al gusto

Salsa de queso Gouda ahumado, <u>variación derretida</u> (ver propina)

12 onzas de espaguetis u otra pasta (sin gluten si es necesario), opcional

4 tazas <u>de salsa marinara de tomate secado al sol</u> (o salsa marinara vegana comprada en la tienda)

1. Caliente el aceite de oliva en una cacerola grande poco profunda a fuego medio. Agregue la cebolla, el ajo y los champiñones y saltee hasta que las setas estén doradas y tiernas y las cebollas sean translúcidas. Retirar del fuego. Transfiéralo a un procesador de alimentos junto con los frijoles y el perejil y el pulso hasta que se combinen y la mezcla sea en su mayoría uniforme, pero todavía un poco gruesa.

2. Transfiéralo a un tazón grande junto con las migas de pan, levadura nutricional, aminoácidos líquidos, albahaca, orégano, sal y pimienta. Revuelva con una cuchara o use las manos para asegurarse de que la mezcla se combina a fondo. Debe permanecer unido cuando se aprieta. Si todavía está demasiado mojado, agregue más migas de pan.

3. Precaliente el horno a 375°F . Forre una bandeja para hornear con papel pergamino o una alfombra para hornear de silicona.

4. Recoge 1 cucharada de la mezcla y enrolla en una bola. Usa el dedo para presionar un pequeño agujero en el medio y dar forma a la mezcla en un pequeño "tazón". Recoge de 1/2 a 3/4 cucharadita de salsa de queso en el "tazón". Toma otra cucharada de la mezcla de albóndigas, dale forma a una bola y luego aplana ligeramente en una "cúpula". Coloca el domo encima del tazón de albóndigas, luego usa los dedos para sellar los bordes y darle forma de nuevo en una bola. Colóquelo en la bandeja para hornear y repita con la mezcla restante.

5. Hornee durante 30 a 35 minutos, volteando una vez a mitad de camino.

6. Mientras las albóndigas están en el horno, cocine la pasta (si se utiliza): Hierva una olla grande de agua y agregue la pasta. Cocine de acuerdo con las instrucciones del paquete hasta al dente. Escurrir y dejar a un lado.

7. Caliente la salsa marinara mientras las albóndigas están horneando.

8. Sirva las albóndigas por su cuenta, cubiertas de salsa o encima de la pasta. Las albóndigas y salsa sobrantes se mantendrán en un recipiente hermético en la nevera durante 3 a 4 días.

Propina

Lo mejor es usar el queso después de que se haya cocinado y se le permita descansar por un tiempo (o incluso refrigerado). Si usted tiene un poco de queso sobrante de la sopa de aguacate derretido o cebolla francesa, sería perfecto para este plato ya que ya está espesado y reafirmado un poco. Si no tienes queso sobrante, hazlo mientras cocinas las verduras (paso 1) y deja reposar o enfriar hasta que esté listo para usar.

variación

▶ También puedes probar usando la variación derretida de cualquiera de los otros sabores básicos de salsa de <u>queso de anacardo.</u> Cada uno añadirá su propio estilo al plato.

Patatas dos veces horneadas definitivas

SIRVE 4

TIEMPO DE PREPARACIÓN: 10 minutos (sin incluir tiempo para hacer salsa de queso Gouda ahumado y crumbles de tocino rápido)
TIEMPO ACTIVO: 20 minutos TIEMPO INACTIVO: 70 minutos

4 papas grandes russet, fregadas y secas

Spray de aceite de oliva

8 onzas de setas cremini (o champiñones de botón), en rodajas

2 cucharadas de mantequilla vegana (sin soja si es necesario)

1/2 taza de leche nondairy sin endulzar (sin soja si es necesario)

1 cucharadita de tomillo seco

1 cucharadita de perejil seco

1 cucharadita de cebolla en polvo

1 cucharadita de ajo en polvo

Sal y pimienta negra al gusto

3/4 de taza de cebolla verde picada (partes verdes y blancas)

Salsa de queso Gouda ahumado (ver página

Tocino rápido se desmorona

1. Precaliente el horno a 400°F. Forre una bandeja para hornear con papel pergamino o una alfombra para hornear de silicona. Coloque las papas en la bandeja para hornear y apuñale un tenedor en ellas unas cuatro veces cada una para crear agujeros para que el vapor escape. Rocíalos con aceite de oliva. Hornee durante 1 hora, luego retire del horno y deje enfriar. Reduzca el fuego a 350°F .

2. Mientras las papas están horneando, calienta una sartén grande a fuego medio. Dore las rodajas de champiñones, revolviendo ocasionalmente, durante 10 a 12 minutos. Cuando terminen, deben ser tiernos y dorados. Retirar del fuego y dejar a un lado.

3. Cuando estén lo suficientemente frías como para manipularlas, corta las papas por la mitad a lo largo. Usa una cuchara para sacar las entrañas de cada mitad en un tazón grande, dejando una capa muy delgada cerca de la piel para ayudar a la piel a mantener su forma. Machaca las papas hasta que estén en su mayoría suaves con trozos pequeños. Agregue la mantequilla, la leche, el tomillo, el perejil, la cebolla en polvo, el ajo en polvo, la sal y la pimienta y revuelva hasta que se mezclen. Dobla los champiñones y 1/2 taza de cebollas verdes en la mezcla.

4. Vuelva a introducir la mezcla en las pieles ahuecadas. Devuélvelos al horno y hornea durante otros 20 minutos. Retirar del horno. Rocía queso de anacardo sobre cada papa, luego espolvorea los desmoronamientos de tocino y las cebollas verdes restantes en la parte superior. Sirva inmediatamente. Mantenga las sobras en un recipiente hermético en la nevera durante 1 a 2 días.

Hamburguesas con doble doble queso

TIEMPO DE PREPARACIÓN: 25 minutos (sin incluir el tiempo para hacer salsa básica de queso de anacardo)
TIEMPO ACTIVO: 30 minutos TIEMPO INACTIVO: 20 minutos

1 cucharadita de aceite de oliva

1/2 cebolla amarilla mediana picada

2 dientes de ajo picados

8 onzas de setas cremini (o champiñones de botón), en rodajas

2 tazas de lentejas cocidas

2 cucharadas de aminoácidos líquidos (o tamari sin gluten; use aminoácidos de coco para estar sin soja)

2 cucharadas de levadura nutricional

1 cucharada de salsa vegana Worcestershire (sin gluten y/o sin soja si es necesario), opcional

1 cucharadita de comino molido

1 cucharadita de perejil seco

1/2 cucharadita de pimentón ahumado

1/2 cucharadita de sal

Pimienta negra al gusto

1 taza de avena enrollada (certificada sin gluten si es necesario), más si es necesario

1/2 taza de harina de quinua

3 cucharadas de harina de almendras

2 cucharadas de comida de lino

4 bollos de hamburguesa vegana (sin gluten si es necesario)

Salsa básica de queso de anacardo

Fijaciones opcionales de hamburguesas: ketchup, mostaza (sin gluten si es necesario), mayonesa vegana (sin soja si es necesario), sabor, lechuga, tomates en rodajas, cebolla roja en rodajas, pepinillos

1. Precaliente el horno a 375°F . Forre una bandeja para hornear con papel pergamino o una alfombra para hornear de silicona.

2. Caliente el aceite en una sartén grande a fuego medio. Agregue la cebolla, el ajo y las setas y saltee hasta que las setas estén tiernas y las cebollas sean translúcidas, de 4 a 5 minutos. Retirar del fuego y transferir a un procesador de alimentos. Agregue 1 taza de lentejas, los aminoácidos líquidos, levadura nutricional, salsa Worcestershire (si se usa), comino, perejil, pimentón, sal y pimienta. Pulse hasta que estén completamente combinadas y todas las piezas sean de tamaño similar.

3. Transfiéralo a un tazón grande. Agregue las lentejas restantes, la avena, la harina de quinua, la harina de almendras y la comida de lino y mezcle hasta que se forme una masa espesa. Si es demasiado líquido, agregue más avena. Si está demasiado seco, agregue agua junto a la cucharada hasta que ya no sea desmenuzada. Debe mantenerse unido sin desmoronarse cuando se aprieta.

4. Use sus manos para formar la mezcla en 8 empanadas y colóquelas en la bandeja para hornear. Hornea durante 20 minutos, volteando una vez a mitad de camino para asegurar incluso cocinar. Rocíe la salsa de queso sobre las tapas y hornee durante otros 5 minutos.

5. Para montar, extienda el ketchup, la mostaza, la mayonesa y/o disfrute en las mitades superior e inferior de los bollos. Coloque un poco de lechuga en el bollo inferior y apile dos empanadas en la parte superior. Cubra las empanadas con tomate, cebolla roja y/o pepinillos, como desee. Sirva inmediatamente. Las hamburguesas sobrantes se mantendrán en un recipiente hermético en la nevera durante 4 a 5 días.

Tacos Portobello marinados con salsa de aguacate y maíz

HACER 8 TACOS

TIEMPO DE PREPARACIÓN: 25 minutos TIEMPO ACTIVO: 35 minutos TIEMPO INACTIVO: 15 minutos

11/2 tazas de cerveza vegana pálida o rubia (Ground Breaker Brewing IPA No. 5 y Brunehaut Bio Blonde son veganas y sin gluten)

Jugo de 1 lima

1 cucharadita de comino molido

1/2 cucharadita de ajo en polvo

4 champiñones portobello, tallos, branquias raspadas, cortadas en rodajas de 1 pulgada

Aceite de girasol, para cocinar

6 a 8 tortillas de maíz (o tortillas de harina pequeñas)

salsa de aguacate y maíz

2 aguacates, deshuesados, pelados y cortados en cubos

1 taza de granos de maíz (frescos o congelados)

1 taza de cilantro fresco picado

1/2 taza de cebolla roja picada

2 cucharadas de jugo de lima

1 cucharada de jalapeño picado

Sal al gusto, opcional

1. Combine la cerveza, el jugo de lima, el comino y el ajo en polvo en un plato de hornear poco profundo. Añade las tiras y el ábanos portobello para cubrir completamente. Marinar durante 30 minutos, moviendo las tiras cada 10 minutos.

2. Mientras las tiras de portobello se marinan, **prepara la salsa:** Combina todos los ingredientes en un tazón, cubre y enfría hasta que estén listos para usar.

3. Caliente una sartén grande, preferiblemente de hierro fundido, a fuego medio. Agregue un par de cucharaditas de aceite e incline la sartén para recubrir uniformemente la parte inferior. Añadir aproximadamente la mitad de las tiras portobello y cocinar durante 10 a 15 minutos, girando cada pocos minutos, hasta que estén tiernas y ligeramente carbonizadas, y la mayor parte del líquido ha sido absorbido. Transfiera las tiras a un plato o tazón y cúbralos con papel de aluminio. Añade otro par de cucharaditas de aceite a la sartén y repite con las tiras restantes.

4. Caliente una plancha o sartén a fuego medio (o simplemente limpie la sartén en la que cocinó las tiras de portobello y reutilíquela). Cocine las tortillas durante 30 a 60 segundos a cada lado, colocándolas en un plato y cubriéndolas con papel de aluminio cuando terminen.

5. Para servir, coloque unas cuantas tiras de portobello en una tortilla y cubra con la salsa de aguacate y maíz. Las sobras se mantendrán en la nevera en recipientes herméticos separados durante un tiempo de hasta 4 días.

Cazuela Lazy Vegan Chile Relleno

SIRVE 3 O 4

TIEMPO DE PREPARACIÓN: 10 minutos (sin incluir tiempo para hacer salsa básica de queso anacardo o pepperjack)
TIEMPO ACTIVO: 20 minutos TIEMPO INACTIVO: 45 minutos

Spray de aceite de oliva

6 chiles verdes enteros enlatados (de tres latas de 4 onzas o el equivalente), enjuagados y escurridos

1 tortilla de maíz, más por servir

Un tofu extra firme de bloque de 14 onzas, drenado

1/4 de taza de leche nondairy sin endulzar

1 cucharada de aceite de oliva

1/3 taza de harina multiusos sin blanquear (o mezcla de harina sin gluten)

2 cucharadas de harina de maíz (certificada sin gluten si es necesario)

1 cucharadita de polvo de hornear

11/2 cucharaditas de comino molido

1 cucharadita de cilantro molido

1 cucharadita de cebolla en polvo

1 cucharadita de ajo en polvo

1/2 cucharadita de sal

1/4 cucharadita de pimienta negra

Salsa básica de queso anacardo o pepperjack
Cilantro fresco picado, opcional

Salsa, opcional

1. Precaliente el horno a 375°F . Rocíe ligeramente una sartén redonda de 10 pulgadas con aceite de oliva.

2. Corte los chiles por la mitad a lo largo y limpie el interior de las semillas restantes. Corta las mitades por la mitad a lo largo, luego corta todas las tiras por la mitad transversalmente. Reserva.

3. Corta la tortilla por la mitad. luego corta cada mitad en unas doce tiras. Reserva.

4. Combine el tofu, la leche y el aceite de oliva en un procesador de alimentos y procese hasta que quede suave.

5. En un tazón grande, mezcle la harina, la harina de maíz, el polvo de hornear, el comino, el cilantro, la cebolla en polvo, el ajo en polvo, la sal y la pimienta. Agregue el tofu puré y revuelva hasta que se combine. Doble los chiles y las tiras de tortilla.

6. Esparce la mezcla en la sartén preparada y rocía la salsa de queso sobre la parte superior (usando tanto o tan poco como quieras). Hornee durante 35 minutos, o hasta que estén firmes. Retirar del horno y dejar reposar durante 10 minutos antes de servir. Sirva cubierto con cilantro y salsa (si se usa), y junto con tortillas de maíz cocidas (ver las instrucciones bajo Tacos Portobello marinados con cerveza con salsa de aguacate y maíz). Las sobras se mantendrán en un recipiente hermético en la nevera durante 2 a 3 días.

Jackfruit Carnitas Burrito Bowl

TIEMPO DE PREPARACIÓN: 30 minutos (sin incluir tiempo para cocinar arroz y hacer repollo rojo encurtido y sabor a cebolla)
TIEMPO ACTIVO: 45 minutos TIEMPO INACTIVO: 60 minutos

carnitas jackfruit

Un jackfruit de 20 onzas (embalado en agua o salmuera, no jarabe), enjuagado y drenado

1 cucharada de aceite de oliva

1/2 cebolla dulce mediana cortada en cubos

2 dientes de ajo picados

1 chile chipotle en salsa adobo, picado

1 cucharadita de orégano seco

1 cucharadita de comino molido

1 cucharadita de chile ancho en polvo

1/2 cucharadita de cilantro molido

1/2 cucharadita de pimentón

11/2 tazas de caldo vegetal bajo en sodio

Jugo de 1 lima

2 cucharadas de jarabe de arce

Sal y pimienta negra al gusto

crema de lima

1/2 taza de anacardos crudos, empapados en agua tibia durante al menos 1 hora y escurridos, agua reservada

3 cucharadas reservadas de agua de remojo

3 cucharadas de jugo de lima

1 cucharada de mayonesa vegana (sin soja si es necesario)

Sal al gusto

tazón

3 tazas de arroz blanco cocido (o arroz integral)

Una lata de 15 onzas de frijoles negros, enjuagados y escurridos

1 taza de cilantro fresco picado

2 cucharadas de jugo de lima

Sal y pimienta negra al gusto

4 puñados de lechuga picada (o verduras para bebés)

2 tazas de tomate cherry cortados a la mitad

2 aguacates, deshuesados, pelados y en rodajas

Repollo rojo encurtido & Sabor a cebolla

1. Use los dedos o un tenedor para separar el jackfruit hasta que se parezca a la carne rallada. No te preocupes por las semillas, esas se suavizarán y se romperán a medida que cocinen. Reserva.

2. Caliente el aceite de oliva en una cacerola grande poco profunda o en un horno holandés. Agregue la cebolla y el ajo y saltee hasta que la cebolla sea translúcida. Agregue el jackfruit y el chipotle y cocine, revolviendo ocasionalmente, hasta que la fruta jack comience a pegarse a la sartén, de 5 a 7 minutos.

3. Agregue el orégano, el comino, el chile ancho en polvo, el cilantro y el pimentón y revuelva hasta que se mezclen. Cocine durante unos 2 minutos. Agregue el caldo, el jugo de lima y el jarabe de arce. Hierva y luego reduzca a

fuego lento. Cubra y cocine durante unos 15 minutos, revolviendo unas cuantas veces, hasta que el líquido haya sido absorbido y el jackfruit esté empezando a pegarse a la sartén. Retirar del fuego y añadir sal y pimienta.

4. Mientras el jackfruit está cocinando, **haz la crema de lima:** Combina los ingredientes crema en un procesador de alimentos y procesa hasta que estén suaves, haciendo una pausa para raspar los lados según sea necesario. Enfríe hasta que esté listo para usar.

5. Combine el arroz y los frijoles en una olla (si acaba de cocinar el arroz, simplemente agregue los frijoles al arroz en la olla) y cocine a fuego medio durante unos minutos, hasta que se calienten. Retirar del fuego y añadir el cilantro, jugo de lima, sal y pimienta.

6. Para servir, llene cuatro tazones con un puñado de lechuga cada uno. Agregue el arroz y los frijoles cilantro, las carnitas jackfruit, los tomates cherry y el aguacate a cada tazón. Rocía cada uno con crema de lima, luego decora con una generosa pila de gusto. Sirva inmediatamente.

variación

Si prefiere burritos (¿quién puede culparle?), no dude en llenar una tortilla con todos estos ingredientes.

VEGANO EQUILIBRADO

COMIDAS VEGANAS QUE LOS FRUTOS SECOS SALUDABLES PUEDEN ENTUSIASMARSE

EN ESTE CAPÍTULO

Ensalada china de garbanzos

SIRVE DE 4 A 6

TIEMPO DE PREPARACIÓN: 20 minutos TIEMPO ACTIVO: 15 minutos

1 cucharada de aceite de sésamo

3 tazas de garbanzos cocidos (o dos latas de 15 onzas, enjuagadas y escurridas)

3 cucharadas de tamari sin gluten (use aminoácidos de coco para estar sin soja)

4 tazas de repollo napa rallado (aproximadamente 1 cabeza pequeña)

1 taza de repollo rojo rallado

1 taza de zanahorias ralladas (3 o 4 zanahorias grandes)

1 taza de almendras tostadas en rodajas

1/2 taza de cebolla verde en rodajas (partes verdes y blancas)

Una lata de 10 onzas de naranjas mandarinas (preferiblemente empacadas en jugo, no en jarabe), enjuagadas y escurridas

Una lata de 8 onzas puede cortar castañas de agua, enjuagadas, drenadas y cortadas por la mitad

Galletas crujientes de arroz, desmoronadas

aderezo de jengibre miso

1/2 taza de vinagre de arroz

2 cucharadas de aceite de sésamo

2 cucharadas de jarabe de arce

1 cucharada de miso de soja blanca (o miso de garbanzo)

2 cucharaditas de jengibre recién rallado

1. Caliente el aceite de sésamo en una cacerola grande y poco profunda a fuego medio. Agregue los garbanzos y cocine durante un par de minutos. Agregue el tamari y cocine, revolviendo ocasionalmente, hasta que el líquido haya sido absorbido. Reserva para enfriar durante unos 5 minutos.

2. **Para hacer el aderezo** : Mezcle todos los ingredientes en una taza o tazón pequeño.

3. Combine el repollo napa, repollo rojo, zanahorias, almendras, cebollas verdes, naranjas mandarinas y castañas de agua en un tazón grande. Agregue los garbanzos y el aderezo y mezcle hasta que estén completamente combinados. Sirva inmediatamente, cubierto con galletas de arroz desmenuzadas.

Propina

Puede preparar esto con anticipación preparando los garbanzos, la ensalada (sin las almendras), y el aderezo y almacenarlos por separado. Combina los tres elementos, más las almendras, justo antes de servir.

Calabaza de espagueti pesto de pacana con guisantes y col rizada

SIRVE DE 4 A 6

TIEMPO DE PREPARACIÓN: 15 minutos (sin incluir el tiempo para hacer Pepita Parmesan)
TIEMPO ACTIVO: 20 minutos TIEMPO INACTIVO: 35 minutos

1 calabaza de espagueti mediana (2 libras), cortada a la mitad a lo largo, semillas removidas

Spray de aceite de oliva

Sal y pimienta negra al gusto

1 cucharadita de aceite de oliva

1 chalota picada

1 manojo (12 a 16 onzas) de col rizada, tallos retirados, picados

11/2 tazas de guisantes verdes (frescos o congelados)

Pepita Parmesan, opcional

pesto de pacana
1/2 taza de piezas de pacana

2 dientes de ajo

2 tazas de verduras picadas sueltas de su elección (espinacas, col rizada o acelgas)

1 taza de albahaca fresca picada holgada

3 cucharadas de caldo vegetal bajo en sodio (o agua)

3 cucharadas de aceite de oliva

2 cucharadas de jugo de limón

Sal y pimienta negra al gusto

1. Precaliente el horno a 400°F . Forre una bandeja para hornear con papel pergamino o una alfombra para hornear de silicona. Coloque las dos mitades de la calabaza en la bandeja para hornear, corte hacia arriba. Rocía ligeramente la parte superior con aceite de oliva y espolvorea con sal y pimienta. Hornee durante 35 a 45 minutos, hasta que la carne se desmonte fácilmente con un tenedor. Retirar del horno y dejar a un lado para enfriar.

2. Mientras la calabaza está asando, hacer el **pesto** : Combinar todos los ingredientes en un procesador de alimentos y procesar hasta que en su mayoría suave (trozos o piezas adolescentes están bien), haciendo una pausa para raspar los lados según sea necesario. Reserva hasta que esté listo para usar.

3. Una vez que la calabaza esté lo suficientemente fría como para tocarla, utilice un tenedor para desgarrar la carne en hebras similares a espaguetis.

4. Caliente el aceite de oliva en una cacerola grande poco profunda a fuego medio. Agregue la chalota y cocine hasta que esté translúcida. Agregue la col rizada, los guisantes y las hebras de calabaza y cocine, revolviendo ocasionalmente, hasta que la col rizada comience a marchitarse. Agregue la salsa pesto. Pruebe y agregue sal y pimienta si es necesario. Servir inmediatamente, rematado con Pepita Parmesan, si lo desea. Mantenga las sobras en un recipiente hermético en la nevera durante un tiempo de hasta 2 días.

Variaciones

➤ ¿De humor para la pasta? Reemplace la calabaza de espagueti por pasta cocida de su elección. El arroz sería otra buena opción. En cualquier caso, recoger la receta en el paso 2, haciendo el pesto.

➤ Para que este aceite esté libre de aceite, puede sustituir todo el aceite de oliva por caldo vegetal bajo en sodio o agua.

Copas de Lechuga tofu asadas por Chile

TIEMPO DE PREPARACIÓN: 15 minutos (sin incluir el tiempo para hacer salsa Tahini limón)
TIEMPO ACTIVO: 20 minutos TIEMPO INACTIVO: 45 minutos

tofu asado con chile

Un tofu extra firme de bloque de 14 onzas, presionado durante al menos 1 hora (ver Cómo presionar tofu)

1/4 de taza de jugo de naranja

1 cucharada de aceite de coco, derretido

1 cucharada de chile ancho en polvo

2 cucharaditas de jarabe de arce

1/2 cucharadita de ajo en polvo

2 pizcas de pimienta de Cayena

1/2 cucharadita de sal

vasos de lechuga

1 o 2 cabezas pequeñas de lechuga de mantequilla, separadas en hojas individuales (ver Tip)

Salsa Tahini de Limón

1 zanahoria grande, pelada y rallada

1/2 pimiento rojo, cortado en astillas largas y delgadas

15 a 20 cebollinos, recortados

Semillas de sésamo blanco o negro

1. Para hacer el tofu : Cortar el tofu horizontalmente para que tenga dos hojas planas. Corta ambas hojas en cubos de 1/2 pulgada.

2. En un molde para hornear poco profundo, combine el jugo de naranja, el aceite de coco, el chile ancho en polvo, el jarabe de arce, el ajo en polvo, la pimienta de Cayena y la sal. Agregue los cubos de tofu y el ábalo para cubrirlos. Marinar durante unos 20 minutos, lanzando para volver a recubrir cada 5 minutos.

3. Precaliente el horno a 400°F . Forre una bandeja para hornear con papel pergamino o una alfombra para hornear de silicona. Extienda el tofu en la bandeja para hornear. Hornee durante 25 minutos, o hasta que los bordes estén crujientes y dorados, volteando una vez a mitad de camino para asegurar incluso cocinar. Retirar del horno.

4. Para servir, llene una hoja de lechuga con una cucharada grande del tofu. Rocía con salsa tahini. Cubra con una pizca de zanahoria, un par de astillas de pimiento rojo y de 1 a 2 cebollinos. Espolvorea con semillas de sésamo. El tofu sobrante se mantendrá en un recipiente hermético en la nevera durante 3 a 4 días.

Propina

Para evitar que las hojas de lechuga se rompan o se desmoronen cuando las retires de la cabeza, corta primero la base de la cabeza.

Tazón de Buda

TIEMPO DE PREPARACIÓN: 10 minutos (sin incluir el tiempo para hacer repollo rojo encurtido & Sabor a cebolla y salsa Tahini de limón o aderezo ranchero de aguacate)
TIEMPO ACTIVO: 40 minutos

2 batatas o ñames medianos, pelados y picados en cubos de 1 pulgada

Spray de aceite de oliva

2 pizcas de pimentón ahumado

Sal y pimienta negra al gusto

3 tazas de agua

11/2 tazas de groats de trigo sarraceno asado (kasha)

2 a 3 tazas de espinacas picadas

11/2 tazas de frijoles calientes cocidos (o uno de 15 onzas) pueden, enjuagados y drenados; o utilizar otro frijol de su elección)

1 pepino en rodajas

1 aguacate, deshuesado, pelado y en rodajas

Repollo rojo encurtido & Sabor a cebolla

Salsa Tahini de Limón o aderezo ranchero de aguacate

1/3 taza de pepitas tostadas (semillas de calabaza)

1. Precaliente el horno a 425°F. Forre una bandeja para hornear con papel pergamino o una alfombra para hornear de silicona. Extienda los cubos de

batata en la sartén y rocíe con aceite de oliva. Agregue el pimentón, la sal y la pimienta y tómese para cubrir. Hornee durante 30 minutos, o hasta que esté tierno y dorado, lanzando una vez a mitad de camino para asegurar incluso cocinar. Reserva para refrescarte.

2. Mientras las batatas se cocinan, cocine las groats de trigo sarraceno: Hierva el agua en una olla mediana. Añade las groats de trigo sarraceno y vuelve a hervir. Reduzca el fuego, cubra y cocine a fuego lento hasta que la mayor parte del agua haya sido absorbida, de 11 a 12 minutos. Retirar del fuego y añadir sal.

3. Para servir, llene cada tazón con espinacas, groats de trigo sarraceno, frijoles, batata, pepino, aguacate y repollo. Rocía con aderezo y cubre con pepitas tostadas.

variación

▷ Puedes cambiar las groats de trigo sarraceno con 3 tazas de grano cocido de tu elección, como arroz, quinua, mijo, amaranto o incluso farro (aunque eso no estará libre de gluten).

Envolturas con cuello hummus de remolacha

SIRVE DE 4 A 6

TIEMPO DE PREPARACIÓN: 15 minutos TIEMPO ACTIVO: 20 minutos TIEMPO INACTIVO: 20 minutos

hummus de remolacha

1 remolacha grande, pelada y picada

11/2 tazas de garbanzos cocidos (o una lata de 15 onzas, enjuagada y drenada)

2 cucharadas de tahini (sin gluten si es necesario)

2 cucharadas de aceite de oliva

2 cucharadas de jugo de limón

1 diente de ajo pelado

Pizca de pimentón ahumado

Sal y pimienta negra al gusto

Envuelve

6 hojas grandes de cuello, limpiadas, secas, tallos retirados

2 zanahorias peladas y en julianas

1 pimiento amarillo en rodajas

1 aguacate, deshuesado, pelado y en rodajas

Brotes de frijol (u otros brotes)

1. Coloque la remolacha en una olla pequeña y cúbrala con agua. Hierva, luego reduzca a fuego lento y cubra. Cocine hasta que la remolacha esté lo suficientemente tierna como para ser perforada fácilmente por un tenedor, de 8 a 10 minutos. Retirar del fuego.

2. Use una cuchara ranurada para transferir la remolacha a un procesador de alimentos (reservando el agua de cocción) y agregue los garbanzos, tahini, aceite de oliva, jugo de limón, ajo y pimentón. Procese hasta que quede suave, haciendo una pausa para raspar los lados según sea necesario. Si es demasiado gruesa, agrega agua de remolacha junto a la cucharada hasta que alcance la consistencia deseada. Pruebe y agregue sal y pimienta según sea necesario. Enfríe durante 30 minutos o hasta que esté listo para usar.

3. Coloque una hoja de cuello plana, abajo hacia arriba, y corra cuidadosamente un cuchillo por la columna vertebral del tallo, afeitándose la mayor parte del tallo grueso. Esparce un poco de hummus de remolacha en la hoja, dejando alrededor de una pulgada alrededor del perímetro. En la mitad de la hoja, paralela a la columna vertebral, poner un poco de zanahorias, pimiento y rodajas de aguacate, a continuación, rematar con una pequeña pila de brotes. Comenzando con ese borde (el más cercano a los rellenos), enrolle la hoja de cuello sobre el relleno y continúe enrollándose, metiendo el relleno según sea necesario, hasta que la hoja esté completamente enrollada. Corta por la mitad y colóquelo en un plato, con la costura hacia abajo. Repita con las hojas restantes. Sirva inmediatamente. El hummus sobrante se mantendrá en un recipiente hermético en la nevera durante 4 a 5 días.

Ensalada de quinua verde

TIEMPO DE PREPARACIÓN: 25 minutos (sin incluir tiempo para cocinar quinua)
TIEMPO ACTIVO: 20 minutos

1 libra de coles de Bruselas

1/2 taza de cebolla amarilla cortada en cubos

1 diente de ajo picado

1 cucharada de agua, más si es necesario

11/2 tazas de calabacín cortado en cubos

11/2 tazas de edamame con cáscara

1/4 de taza de jugo de limón

1 cucharada de ralladura de limón rallado

1 cucharada de sirope de arce

3 tazas de quinua cocida

3 tazas de hojas de acelgas picadas

1/2 taza de albahaca fresca picada

1/2 taza de pistachos picados

Sal y pimienta negra al gusto

1. Corte un brote de Bruselas por la mitad a lo largo del tallo. Gire cada lado medio cortado hacia abajo y corte finamente en trozos. Repita con todos los brotes de Bruselas. Reserva.

2. Caliente una cacerola profunda grande a fuego medio. Agregue la cebolla, el ajo y el agua y cocine hasta que la cebolla se esté volviendo translúcida. Agregue más agua según sea necesario para evitar que se pegue.

3. Añadir los brotes de Bruselas, calabacín y edamame. Cocine durante unos 3 minutos, hasta que los brotes de Bruselas estén empezando a marchitarse. Retire del fuego y agregue el jugo de limón, la ralladura de limón y el jarabe de arce.

4. Agregue la quinua, la acelga, la albahaca y los pistachos. Pruebe y agregue sal y pimienta si es necesario. Sirva inmediatamente o enfríe hasta que esté listo para servir. Las sobras se mantendrán en un recipiente hermético en la nevera durante 3 a 4 días.

Manicotti de calabacín sin hornear

SIRVE 3 O 4

TIEMPO DE PREPARACIÓN: 15 minutos (sin incluir el tiempo para hacer salsa marinara de tomate secado al sol y pepita parmesano)
TIEMPO ACTIVO: 15 minutos TIEMPO INACTIVO: 60 minutos

2 calabacín grande

sal

Marinara de tomate secado al sol; o salsa marinara vegana comprada en la tienda

Pepita Parmesan, opcional

1/2 taza de gasa de albahaca holgada

ricotta de macadamia herbácea
1 taza de nueces crudas de macadamia, empapadas en agua tibia durante al menos 1 hora y drenadas, reservadas en agua

3 cucharadas reservadas de agua de remojo

2 cucharadas de jugo de limón

1 cucharadita de albahaca seca

1 cucharadita de orégano seco

3/4 cucharadita de sal

1/2 cucharadita de miso de soja blanca (o miso de garbanzo)

1. Recorte los extremos del calabacín. Utilice un pelador de verduras o mandolina para cortar la longitud del calabacín, haciendo tiras largas y delgadas. Pon las tiras de calabacín en un par de toallas de papel. Espolvoree con sal y deje escurrir durante unos 10 minutos. La sal ayudará al calabacín a liberar el exceso de agua y suavizar.

2. Mientras el calabacín está drenando, **hacer la ricotta herbácea** : Combinar las nueces de macadamia, 4 cucharaditas de agua de remojo reservada, el jugo de limón, albahaca seca, orégano, sal y miso en un procesador de alimentos y procesar hasta que estén suaves, haciendo una pausa para raspar los lados según sea necesario. Si le cuesta conseguir que el queso se mueva, es posible que deba agregar más agua de remojo a una cucharadita a la vez hasta que se mueva más suavemente.

3. Seque el calabacín con una toalla de cocina limpia. Pon dos rebanadas de calabacín, una superpuesta a la otra a la mitad. Saca 1 cucharada escasa de ricotta en un extremo de las tiras. Tome los extremos del calabacín más cercano a la ricotta y rodar cuidadosamente sobre la ricotta. Continúe hasta que esté completamente enrollado. Colóquelo en un lado de la costura del plato hacia abajo. Repita con las rodajas de calabacín restantes.

4. Caliente la salsa marinara. Sirva el manicotti cubierto con salsa, Pepita Parmesan (si se usa) y gasa de albahaca. Mantenga cualquier ricotta sobrante en un recipiente hermético en la nevera durante un tiempo de hasta 7 días.

variación
Las nueces de macadamia se pueden reemplazar con anacardos crudos o almendras, si estás pellizcando centavos.

HOMESTYLE VEGANO

COMIDA VEGANA CASERA "AL IGUAL QUE MAMÁ LA HACE"

EN ESTE CAPÍTULO

Sopa de garbanzos y albóndigas

TIEMPO DE PREPARACIÓN: 15 minutos TIEMPO ACTIVO: 40 minutos TIEMPO INACTIVO: 15 minutos

5 cucharadas de mantequilla vegana fría (sin soja si es necesario)

1 cebolla amarilla pequeña cortada en cubos

4 tallos de apio cortados en rodajas

3 zanahorias grandes peladas y en rodajas

2 dientes de ajo picados

8 onzas de setas cremini (o champiñones de botón), en rodajas

3 hojas de laurel

21/2 cucharaditas de tomillo seco

2 cucharaditas de romero seco

1 cucharadita de perejil seco

1/2 cucharadita de comino molido

1/4 de taza de harina de avena (u otra harina; certificada sin gluten si es necesario)

3 tazas de garbanzos cocidos o dos latas de 15 onzas, enjuagadas y escurridas

Caldo vegetal de 1 cuarto

11/4 tazas de harina multiusos sin blanquear (o mezcla de harina sin gluten, sin soja si es necesario)

1/2 taza de harina de maíz fina (certificado sin gluten si es necesario)

2 cucharaditas de polvo de hornear

1 cucharadita de bicarbonato de sodio

Sal y pimienta negra al gusto

1/4 cucharadita de ajo en polvo

1/4 cucharadita de goma xantana (excluir si usa harina multiusos o si su mezcla sin gluten la incluye)

3/4 de taza de leche nondairy sin endulzar (sin nueces y/o sin soja si es necesario)

2 cucharadas de perejil fresco picado

1. Derretir 1 cucharada de la mantequilla a fuego medio en un horno o maceta holandés grande (elija uno ancho para darle más superficie de albóndigas). Agregue la cebolla, el apio, la zanahoria y el ajo y cocine durante unos 3 minutos. Agregue los champiñones y cocine durante 3 minutos más, revolviendo ocasionalmente. Agregue las hojas de laurel, 2 cucharaditas del tomillo, el romero, el perejil seco y el comino y cocine durante 1 minuto. Agregue la harina de avena y revuelva hasta que la harina ya no sea visible. Agregue los garbanzos y el caldo, hierva y luego reduzca a fuego lento. Cubra y cocine durante unos 10 minutos, revolviendo cada pocos minutos para evitar que se pegue.

2. En un tazón grande, combine la harina multiusos, harina de maíz, polvo de hornear, bicarbonato de sodio, 1/2 cucharadita de sal, el ajo en polvo y la goma xantana (si se usa). Agregue la mantequilla restante y use una cortadora de pastelería o un tenedor para cortar la mantequilla en la mezcla de harina hasta que tenga una comida gruesa, similar a la textura de la arena húmeda. En una taza o tazón pequeño, combine la leche y el perejil fresco. Vierta sobre la mezcla de harina. Revuelve hasta que tengas una masa gruesa.

3. Descubra la olla y retire las hojas de laurel. Agregue la sal y la pimienta. Deja caer la masa en la sopa en 8 a 10 cucharadas grandes. Espaciar las albóndigas uniformemente, teniendo en cuenta que se expandirán. Cubra y cocine durante 15 minutos más, o hasta que las albóndigas estén sólidas. Espolvorea con más pimienta. Sirva inmediatamente. Las sobras se mantendrán en un recipiente hermético en la nevera durante 2 a 3 días.

Shiitake Stroganoff

SIRVE 4

TIEMPO DE PREPARACIÓN: 30 minutos TIEMPO ACTIVO: 25 minutos

12 onzas de pasta espiral (sin gluten si es necesario)

Un bloque envasado al vacío de 12 onzas extra firme tofu de seda

3 cucharadas de jugo de limón

1 cucharada de leche nondairy sin endulzar (sin nueces si es necesario)

2 cucharaditas de vinagre de vino blanco

1 cucharadita de aceite de oliva

4 chalotas picadas

1 diente de ajo picado

1 libra de champiñones shiitake, tallos y en rodajas (ver Variación)

1/2 taza de vino blanco vegano (o caldo vegetal bajo en sodio)

2 cucharaditas de levadura nutricional, opcional

1 cucharadita de pimentón

1 taza de perejil fresco picado

Sal y pimienta negra al gusto

1. Lleve una olla grande de agua a ebullición y agregue la pasta. Cocine de acuerdo con las instrucciones del paquete hasta al dente. Escurrir y dejar a un lado.

2. Combine el tofu, el jugo de limón, la leche y el vinagre en un procesador de alimentos y procese hasta que quede suave. Reserva.

3. Caliente el aceite de oliva en una cacerola grande poco profunda a fuego medio. Añadir las chalotas y el ajo y saltear hasta que las chalotas sean casi translúcidas.

4. Agregue las setas y cocine, revolviendo ocasionalmente, hasta que las setas estén tiernas, de 10 a 12 minutos. Agregue el vino y cocine hasta que el líquido haya sido absorbido. Agregue la levadura nutricional y el pimentón.

5. Agregue la mezcla de tofu reservada y cocine hasta que se caliente. Agregue el perejil, la sal y la pimienta. Doble la pasta y sirva inmediatamente. Refrigere las sobras en un recipiente hermético durante un tiempo de hasta 3 días.

variación

▷ Puede utilizar otros tipos de setas, o incluso una mezcla de setas, para reemplazar los shiitakes.

Rollos de repollo sin esposar

TIEMPO DE PREPARACIÓN: 30 minutos (sin incluir tiempo para cocinar arroz integral)
 TIEMPO ACTIVO: 20 minutos TIEMPO INACTIVO: 30 minutos

Spray de aceite de oliva

1 repollo grande (2 a 3 libras) de cabeza, descuartizado y con núcleo

1 cucharadita de aceite de oliva

1 cebolla dulce mediana cortada en cubos

2 dientes de ajo picados

1 pimiento rojo cortado en cubos

3 tazas de frijoles negros cocidos o dos latas de 15 onzas, enjuagadas y escurridas

Una lata de 15 onzas de tomates asados al fuego sin sal

2 cucharadas de pasta de tomate sin sal añadida

2 cucharadas de aminoácidos líquidos (o tamari sin gluten; use aminoácidos de coco para estar sin soja)

1 cucharadita de perejil seco

1 cucharadita de orégano seco

1/2 cucharadita de comino molido

1/2 cucharadita de pimentón

11/2 tazas de arroz integral cocido (u otro grano)

2 cucharadas de levadura nutricional

2 cucharadas de jugo de limón

Sal y pimienta negra al gusto

1. Precaliente el horno a 375°F . Rocíe ligeramente un molde para hornear de 9 × de 13 pulgadas con aceite de oliva.

2. Pica cada cuarto de repollo en tiras de 1 pulgada. Reserva.

3. Caliente el aceite de oliva en una cacerola grande poco profunda a fuego medio. Agregue la cebolla y el ajo y saltee hasta que la cebolla se esté volviendo translúcida.

4. Agregue el pimiento, los frijoles negros, los tomates con su jugo, pasta de tomate, aminoácidos líquidos, perejil, orégano, comino y pimentón. Cubra y cocine, revolviendo ocasionalmente, hasta que el pimiento esté tierno.

5. Agregue el repollo, cúbralo de nuevo y cocine hasta que el repollo esté suave. Agregue el arroz y cocine hasta que se caliente. Agregue la levadura nutricional, el jugo de limón, la sal y la pimienta. Retirar del fuego.

6. Transfiéralo a la bandeja para hornear y hornea, sin tapar, durante 25 minutos. Deje enfriar durante unos minutos antes de servir. Las sobras se mantendrán en un recipiente hermético en la nevera durante 4 a 5 días.

Cazuela no atunera

SIRVE DE 6 A 8

TIEMPO DE PREPARACIÓN: 5 minutos (sin incluir el tiempo para hacer crema de sopa de champiñones)
TIEMPO ACTIVO: 20 minutos TIEMPO INACTIVO: 20 minutos

Spray de aceite de oliva

1 libra de pasta (sin gluten si es necesario)

1 cucharadita de aceite de oliva

1/2 cebolla amarilla cortada en cubos

11/2 tazas de garbanzos cocidos (o una lata de 15 onzas, enjuagada y drenada)

Una de 14 a 15 onzas puede alcachofa corazones, enjuagados, escurridos y descuartizados si están enteros

1 cucharadita de tomillo seco

1/2 cucharadita de ajo en polvo

Sal y pimienta negra al gusto

 Crema de sopa de champiñones
2 tazas de papas fritas lisas ligeramente trituradas estilo hervidor de agua, opcionales

1. Precaliente el horno a 350°F. Rocíe ligeramente un molde para hornear de 9 × de 13 pulgadas con aceite de oliva.

126

2. Hierva una olla de agua y cocine la pasta de acuerdo con las instrucciones del paquete hasta que al dente. Escurrir y enjuagar con agua fría.

3. Mientras la pasta se cocina, calienta el aceite de oliva en una cacerola grande poco profunda a fuego medio. Agregue la cebolla y saltee hasta que se translúcida. Añade los garbanzos y alcachofas y cocina durante unos 5 minutos, usando tu espátula para destrozar las alcachofas mientras cocinan. Agregue el tomillo y el ajo en polvo.

4. Use un machacador de papas para machacar suavemente los garbanzos y alcachofas hasta que estén ligeramente machacados con trozos. Agregue la sopa y la pasta y revuelva hasta que se combinen. Agregue la sal y la pimienta.

5. Retire del fuego, transfiera al molde para hornear preparado y hornee durante 15 minutos. Espolvorea las papas fritas por encima (si las usas) y hornea durante otros 5 minutos. Sirva inmediatamente. Las sobras se mantendrán en un recipiente hermético en la nevera durante 2 a 3 días.

Tempeh acristalado con barbacoa

SIRVE 4

TIEMPO DE PREPARACIÓN: 3 minutos TIEMPO ACTIVO: 20 minutos

Un paquete de 8 onzas tempeh

1 cucharada de aceite de oliva

2/3 taza de salsa vegana de barbacoa (casera o comprada en tienda)

Sal y pimienta negra al gusto

1. Corta el bloque de tempeh por la mitad horizontalmente, luego corta cada mitad diagonalmente para que tengas cuatro triángulos. Corta cada uno de ellos por la mitad horizontalmente para obtener ocho triángulos (todos deberían tener el mismo tamaño de los cuatro triángulos originales).

2. Caliente el aceite en una sartén grande, preferiblemente de hierro fundido, a fuego medio. Agregue los triángulos tempeh y cocine durante 2 a 3 minutos por lado, o hasta que cada lado tenga marcas de cocción doradas.

3. Vierta la mitad de la salsa sobre los triángulos, esparce para cubrirlos, luego voltéalos para que se cocinen en la salsa. Una vez absorbida esa salsa, repita con la salsa restante. Una vez absorbida toda la salsa, retira del fuego y añade sal y pimienta. Sirva inmediatamente. Mantenga las sobras en un recipiente hermético en la nevera durante un tiempo de hasta 4 días.

Salchicha shroom humeante & Goulash de patata roja

SIRVE DE 4 A 6

TIEMPO DE PREPARACIÓN: 15 minutos TIEMPO ACTIVO: 30 minutos

2 cucharaditas de aceite de oliva

1 cucharadita de semillas de hinojo

1/2 cucharadita de salvia molida

8 onzas de setas cremini, en rodajas

1 cucharada de aminoácidos líquidos (use aminoácidos de coco para estar libres de soja)

1 cucharadita de tomillo seco

1/2 cucharadita de orégano seco

1/2 cucharadita de humo líquido

Sal y pimienta negra al gusto

1 cucharada de mantequilla vegana (sin soja si es necesario)

1 cebolla roja pequeña, en rodajas finas

2 dientes de ajo picados

1 cucharada de pimentón húngaro (o pimentón regular)

3 libras de papas rojas, picadas en cubos de 1 pulgada

11/2 tazas de caldo vegetal bajo en sodio

1/2 taza de perejil fresco picado

Crema agria vegana (sin soja si es necesario), opcional

1. Precaliente el horno a 200°F .

2. Caliente el aceite de oliva en una cacerola grande poco profunda o en un horno holandés a fuego medio. Agregue las semillas de hinojo y salvia y cocine hasta que estén fragantes, de 2 a 3 minutos.

3. Agregue las setas y cocine durante aproximadamente 1 minuto. Agregue los aminoácidos líquidos, el tomillo y el orégano. Cocine hasta que las setas estén tiernas y doradas y el líquido se haya cocinado, aproximadamente 7 minutos.

4. Agregue el humo líquido, la sal y la pimienta. Extienda los champiñones en la bandeja para hornear preparada. Asar durante 30 minutos o hasta que sea necesario en el paso 7, lo que sea menos.

5. Mientras los champiñones se tuestan, derretir la mantequilla en la misma sartén que usó para cocinar los champiñones. Agregue la cebolla y saltee hasta que se translúcida. Agregue el ajo y cocine de 1 a 2 minutos más, hasta que el ajo esté fragante. Agregue el pimentón y cocine durante 1 minuto.

6. Agregue las patatas y el caldo. Hierva, luego reduzca a fuego lento y cubra. Cocine, revolviendo ocasionalmente, hasta que esté tierno, de 15 a 20 minutos.

7. Agregue las setas a las patatas, junto con el perejil. Sazona con más sal y/o pimienta si es necesario. Sirva inmediatamente, cubierto con crema agria vegana (si se usa). Las sobras se mantendrán en un recipiente hermético en la nevera durante 3 a 4 días.

CONVERSIONES MÉTRICAS

Las recetas de este libro no han sido probadas con mediciones métricas, por lo que podrían producirse algunas variaciones.

Recuerde que el peso de los ingredientes secos varía según el factor de volumen o densidad: 1 taza de harina pesa mucho menos de 1 taza de azúcar, y 1 cucharada no necesariamente tiene 3 cucharaditas.

Fórmula general para la conversión métrica

Onzas a gramos   multiplican onzas por 28.35

Gramos a onzas   multiplican onzas por 0.035

Libras a gramos   multiplican libras por 453.5

Libras a kilogramos   multiplican libras por 0.45

Copas a litros   multiplican tazas por 0.24

Fahrenheit a Celsius   restan 32 de Fahrenheit

temperatura, multiplicarse por 5, dividir por 9

Celsius a Fahrenheit   multiplican la temperatura celsius por 9,

dividir por 5, añadir 32

Mediciones de volumen (líquido)

1 cucharadita = 1/6 onza líquida = 5 mililitros

1 cucharada = 1/2 onza líquida = 15 mililitros 2

cucharadas = 1 onza fluida = 30 mililitros

1/4 de taza = 2 onzas fluidas = 60 mililitros

1/3 taza = 2onzas líquidas2/3 = 79 mililitros

1/2 taza = 4 onzas fluidas = 118 mililitros

1 taza o 1/2 pinta = 8 onzas fluidas = 250 mililitros

2 tazas o 1 pinta = 16 onzas fluidas = 500 mililitros

4 tazas o 1 cuarto = 32 onzas fluidas = 1.000 mililitros

1 galón = 4 litros

Equivalentes de temperatura del horno, Fahrenheit (F) y Celsius (C)

100 grados Fahrenheit - 38 grados Fahrenheit

200 grados Fahrenheit - 95 grados Fahrenheit

250 grados Fahrenheit - 120 grados Fahrenheit

300 grados Fahrenheit - 150 grados Fahrenheit

350 grados Fahrenheit - 180 grados Fahrenheit

400 grados Fahrenheit a 205 grados Fahrenheit

450 grados Fahrenheit - 230 grados Fahrenheit

Mediciones de volumen (seco)

1/4 cucharadita = 1 mililitro

1/2 cucharadita = 2 mililitros

3/4 cucharadita = 4 mililitros 1 cucharadita = 5 mililitros

1 cucharada = 15 mililitros

1/4 de taza = 59 mililitros

1/3 taza = 79 mililitros

1/2 taza = 118 mililitros

2/3 taza = 158 mililitros

3/4 de taza = 177 mililitros 1 taza = 225 mililitros

4 tazas o 1 cuarto = 1 litro

1/2 galón = 2 litros 1 galón = 4 litros

Mediciones lineales

1/2 in = 11x2 cm

1 pulgada = 21/2 cm

6 pulgadas = 15 cm

8 pulgadas = 20 cm

10 pulgadas = 25 cm

12 pulgadas = 30 cm

20 pulgadas = 50 cm

CPSIA information can be obtained
at www.ICGtesting.com
Printed in the USA
BVHW090804120521
607041BV00005B/1075